«Más de seis millones de personas en España tienen una enfermedad renal; la mitad no lo saben».

# Por mis riñones
# que hoy como bien

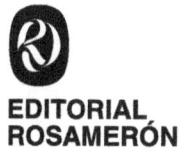

EDITORIAL
ROSAMERÓN

# Por mis riñones que hoy como bien

## EL INCREÍBLE PODER DE UN ÓRGANO POR DESCUBRIR

**BORJA QUIROGA** y **MIGUEL COBO**

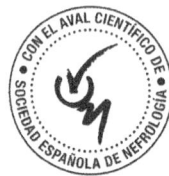

Derechos exclusivos de la presente edición en español
© 2024, editorial Rosamerón, sello de Utopías Literarias, S.L.

*Por mis riñones que hoy como bien*
Primera edición: octubre de 2024
Novena edición: abril de 2025
© 2024, Borja Quiroga y Miguel Cobo

Imagen de cubierta: © J. Mauricio Restrepo
Imagen de las páginas 10 y 11: *Dibujos anatómicos: posición de los riñones en la parte superior del cuerpo*, Mij H. van Der (1687-1761). Leiden University Libraries.

ISBN (papel): 978-84-128716-0-9
ISBN (ebook): 978-84-128716-1-6
Depósito legal: B 12528-2024

Diseño de la colección, cubierta e interior: J. Mauricio Restrepo
Compaginación: M.I. Maquetación, S.L.
Impresión: QPprint
Impreso en España – *Printed in Spain*

editorial@rosameron.com
www.rosameron.com

# Índice

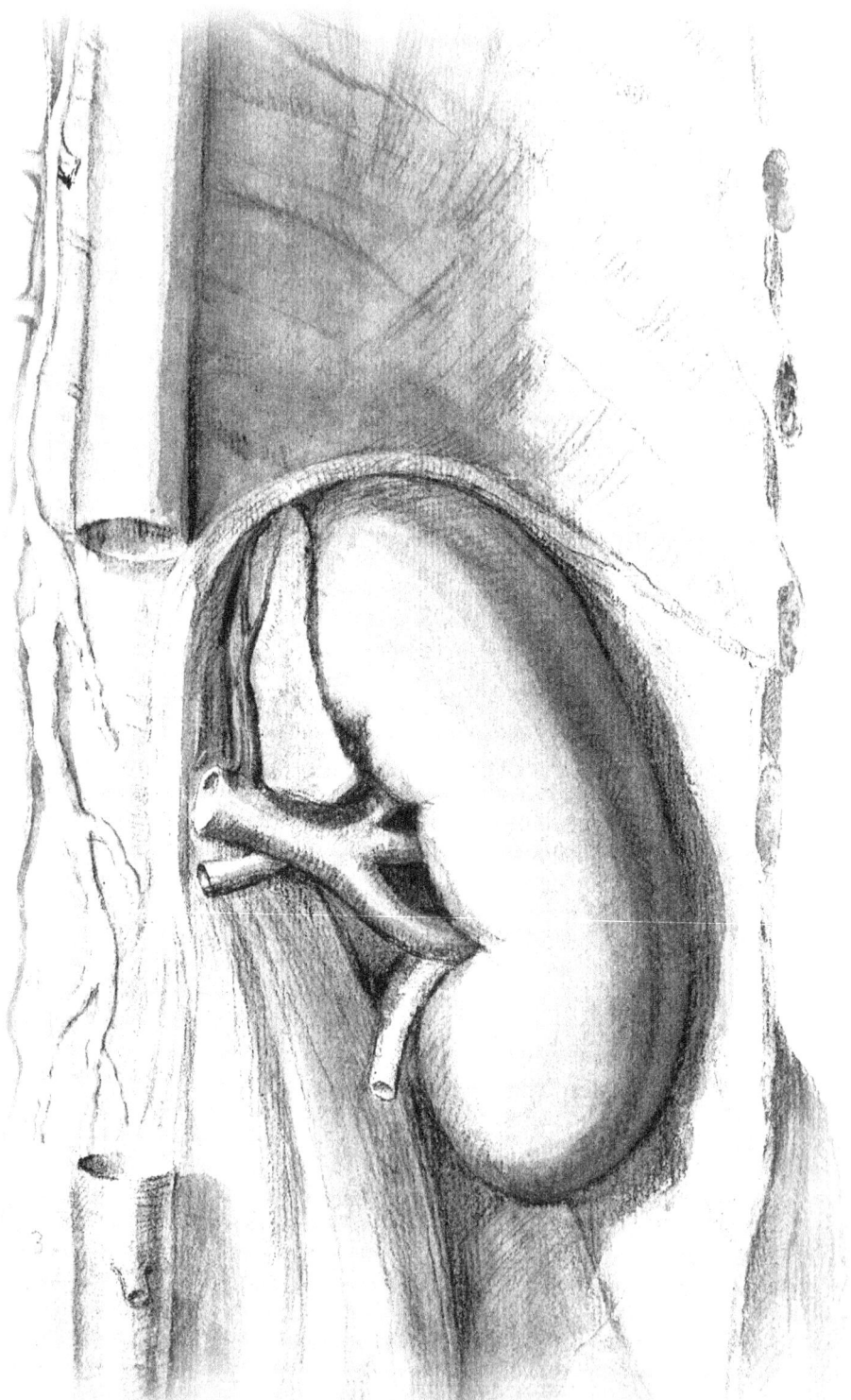

*A todas las personas con enfermedad renal
y a aquellas que anhelan no serlo nunca.*

*A mis pacientes.*

*A mis compañeros de la profesión más bonita del mundo.*

B. QUIROGA

*A mi mujer y a mi hija, por su apoyo constante
y su comprensión a pesar del tiempo robado.*

*A mis padres, Antonio y Manuela, porque gracias
a los valores que me han transmitido soy quien soy.*

*A mi equipo, por hacer posible el sueño Evolución...
Y especialmente a Gema y a Eddy
por haber contribuido a este libro.*

M. COBO

# Introducción

## Por qué todos deberíamos cuidar nuestros riñones

En la reluciente estantería donde mi abuelo Samuel, especialista en Medicina Interna, guardaba sus libros —académicos y literarios— destacaba uno sobre todos los demás. Era el más antiguo de cuantos poseía, y su aura mágica hacía que mi vista siempre focalizara en sus lomos verde oliva ajados por el paso de los años. *Clínica de las enfermedades del riñón*, de L. Lichtwitz, publicado en 1935, fue el primer contacto que tuve con la Nefrología y con la importancia de los riñones.

Antes incluso de que mi abuelo se planteara ser médico, en el año 1935 él apenas tenía diez años, las enfermedades relacionadas con el riñón ya habían sido descritas, aunque apenas hubiera algunos clínicos capaces de comprender su naturaleza y, sobre todo, su tratamiento. Cuando yo nací, en 1985, aquel libro se había convertido ya en un adulto de cincuenta años, y cuando recibí mi titulación de especialista en Nefrología, en 2014, en un venerable anciano. Había envejecido en sus cubiertas y en sus hojas, pero sobre todo en su contenido. La vetusta medicina del riñón que instruía, los procedimientos y tratamientos propuestos, eran ya parte de la historia y habían quedado obsoletos.

A pesar de la creación de la Nefrología, especialidad que se ocupa exclusivamente de los riñones, y de que existan más de 2.500 nefrólogos en España, por razones que no soy capaz de entender, existe un desconocimiento social preocupante sobre este órgano.

No es infrecuente que en las consultas de Nefrología se escuche en boca de cualquier paciente: «¿Una enfermedad del riñón? ¿Yo? Imposible, a mí no me duele nada, doctor».

Quizá ese sea el gran problema de las enfermedades del riñón: que no duelen. Sin embargo, pese a que no dé ningún síntoma, la enfermedad renal conduce a consecuencias deletéreas, entre las que destaca la muerte precoz. En nuestras manos —y no me refiero solo a los médicos, sino a la sociedad— está instaurar medidas para detectarla y tratarla antes de que sea demasiado tarde.

Entre las medidas que debemos incorporar y que hasta ahora, por desconocimiento, no hemos integrado destaca la alimentación. Lo que comemos y lo que aconsejamos a nuestros pacientes que deben comer tiene un papel fundamental en el desarrollo y avance de las enfermedades renales (y no renales). De hecho, debería formar parte del arsenal terapéutico, ser el primer mensaje que un paciente reciba de un médico ante cualquier patología.

Y como comer bien no es sinónimo de comer aburrido o soso, en este libro vamos a hablar del riñón y de cómo cuidarlo con una alimentación saludable. De la mano de Miguel Cobo, chef del restaurante burgalés Cobo Estratos, galardonado con una estrella Michelin, descubriremos los misterios de la nutrición y de los alimentos a lo largo de la evolución humana y cómo hoy impacta en la salud.

El descubrimiento de Lucy hace más de cuarenta años cambió la historia de la evolución humana y nos ayudó a entender por qué nuestros ancestros bajaron de los árboles para empezar a caminar. Ese conjunto de fósiles que databan de hacía más de tres millones de años nos abrió las puertas no solo de la biomecánica humana tal y como hoy la conocemos, sino también de una nueva alimentación que cambiaría para siempre a la especie humana.

—

# Mediante la alimentación podemos entender de dónde venimos y a dónde vamos

—

A lo largo de esta obra, Miguel y yo, chef y nefrólogo, iremos desgranando los alimentos básicos, su evolución y cómo sacarles el máximo beneficio posible. Responderemos a preguntas tan sencillas de formular, pero complejas de explicar, como: «¿Qué podemos aprender de nuestros ancestros?», «¿Está en la alimentación la clave de la inmortalidad?», «¿Qué alimentos debemos evitar y cuáles son saludables?» o «¿La forma de cocinar importa?».

Y desmitificaremos las manidas frases hechas que tan habitualmente escuchamos: «Para limpiar los riñones hay que beber dos litros de agua al día», «Si tengo piedras en el riñón, tengo que dejar los lácteos», «Los riñones son solo la depuradora del cuerpo»... El lector será pionero en descubrir que en el riñón se encuentra la clave de la eterna juventud, que tiene infinitas funciones desconocidas pero vitales y cómo protegerlo con pequeños gestos de la vida diaria.

# 1

## Los riñones y la inmortalidad

### Por qué no me hice *necrólogo*

> «Pero ¡cómo te vas a hacer necrólogo,
> si eso es lo de los muertos!».

El primer paso de mi carrera fue luchar contra el mundo. Y no me refiero al planeta Tierra, no soy tan trascendental, sino a mi mundo, al más cercano e íntimo. Mi familia y mis amigos fueron los primeros en sucumbir al comprender que la existencia del riñón y el conocimiento de sus funciones era tan necesario como complicado. Y que la letra que diferenciaba la nefrología de la necrología, esa *f*, abría un abismo: el que separa la muerte de la vida. Y es que los riñones guardan un secreto que muy pocos conocen, la fabricación de la hormona antienvejecimiento.

La importancia que tiene el riñón empieza por la semántica. Hoy en día, en cada consulta de Nefrología, cuando a un paciente se le indica que padece una insuficiencia renal, la primera pregunta que suele hacer es: «Pero ¿de uno o de los dos riñones?».

En general, cuando a una persona se le informa de que sus riñones han perdido cierto grado de funcionamiento —insuficiencia renal—, nos referimos a los dos. Los riñones son un órgano par y esto supone una ventaja evolutiva. La razón de que lo sea nos lo explica la complejidad de las funciones que ocurren de forma continua en los riñones. La coexistencia de dos órganos con la misma función permite minimizar las consecuencias derivadas de la ausencia (funcional o morfológica) de uno de ellos. De hecho, cuando perdemos un riñón, el otro es capaz de aumentar su tamaño y función —hipertrofiarse— para evitar que ello suponga un detrimento orgánico. Hoy sabemos que la donación en vida de un riñón es habitual, ética, legal y necesaria, pero sobre todo que no genera ningún perjuicio en la salud al donante.

## Los riñones son la fuente de la vida

Todo el mundo sabe que la fabricación de orina por los riñones es necesaria para que el cuerpo evacúe algunas sustancias que son tóxicas. Y eso es cierto. Sin riñones no seríamos capaces de sobrevivir más de tres o cuatro días. Y gracias a que existe la diálisis, en la mayoría de los países del mundo apenas hay fallecimientos por insuficiencia renal. Pero si la función de los riñones fuera tan sencilla como depurar, ¿cómo se podría explicar la siguiente paradoja?

Hace unos años se publicó un estudio que cambió las reglas del juego e hizo que el mundo científico pusiera el foco en los enfermos renales. A través de inmensos registros sanitarios, se objetivó que un paciente en diálisis con veinte años tenía una supervivencia similar a otro de ochenta que no necesitara de una máquina para suplir la función de los riñones.[1] Si la función renal era tan solo depurar la sangre y las máquinas de diálisis lo hacen, ¿por qué se mueren los pacientes en diálisis? O, mejor dicho, ¿qué funciones ocultas tiene el riñón que no se pueden sustituir?

Aquí es donde quería llegar: cada día, desde que cumplimos cuarenta años, perdemos un poco de vida y el máximo responsable del envejecimiento es, sin lugar a duda, el riñón. En el año 1997, el doctor Kuro-o descubrió el elixir de la juventud: la proteína *klotho*.[2] Y como ocurre en muchos experimentos, lo hizo por casualidad. De manera inadvertida, en su laboratorio, seleccionó a un grupo de ratones a los que les eliminó la expresión de *klotho*. El resultado fue del todo inesperado: los ratones con deficiencia de *klotho* envejecían con una incesante velocidad y esto les provocaba la muerte de forma prematura.

Hoy sabemos que, tras su fabricación en los riñones, *klotho* viaja por la sangre hasta el resto de los órganos, donde ejerce su función antienvejecimiento. Es evidente que, en pacientes con disfunción renal, la síntesis de *klotho* disminuye, pero en personas sanas, determinados hábitos dietéticos, como un consumo desproporcionado de fósforo, que forma parte de los aditivos utilizados habitualmente, impacta muy negativamente en la cantidad de *klotho* disponible.

Por lo tanto, si alguien hubiera pretendido alcanzar la inmortalidad, desde su nacimiento tendría que haberse puesto como objetivo el cuidado y la preservación de los riñones, incluyendo el cuidado de la alimentación.

—

Tener una enfermedad renal acelera
el proceso natural del envejecimiento
y con más gravedad que si se daña
cualquier otro órgano

—

## Los riñones dirigen el cuerpo humano desde siempre, pero pocos lo sabían

A pesar de su importancia, la Nefrología —rama de la medicina que se encarga de la preservación de los riñones— es una especialidad reciente, creada en la década de 1960. Las primeras referencias a las enfermedades renales datan del Antiguo Egipto y de Grecia y se refieren a la utilidad de los cambios en la coloración de la orina para el teórico diagnóstico de enfermedades que se trataban con curiosas técnicas culinarias.

No fue hasta el siglo XVII cuando el padre de la histología —ciencia encargada de analizar microscópicamente los tejidos—, Marcello Martillion Malpligs (1628-1694), describió la unidad funcional que conformaban el riñón y que denominó glomérulo (*glomerulus*). Las décadas siguientes encumbraron la importancia de los riñones y durante el siglo XVIII se describieron, de mano de Richard Bright (1789-1858), los síndromes principales cuyos síntomas se achacaban a un mal funcionamiento renal y que hoy en día siguen vigentes.

De hecho, fue precisamente Bright quien determinó que una enfermedad en el riñón condicionaba daño a otros niveles orgánicos, pero sobre todo en el corazón. Él fue, por ejemplo, el primero en describir que los corazones de los pacientes con enfermedad renal eran más gruesos (hipertrofia). Hoy sabemos que la interrelación entre el riñón y el corazón es continua, bilateral y coordinada.

Pero la trascendencia del riñón y su conexión con otros órganos no es exclusiva del corazón, sino que incluye el cerebro, el intestino o el tiroides. Es por esto por lo que el riñón se considera el director de orquesta del cuerpo humano, y su lesión conlleva que los instrumentos —los órganos— dejen de sonar en armonía.

**Hay solución para la insuficiencia renal: detectarla a tiempo**

El Día Mundial del Riñón de 2022 tuve la oportunidad de intervenir ante los grupos parlamentarios del Congreso de los Diputados como representante de la Sociedad Española de Nefrología. En ese momento, en la mesa presidencial había siete diputados y solo les hice una pregunta: «¿Quién de ustedes, señorías, tiene insuficiencia renal?».

Evidentemente, ninguno me respondió, así que continué mi alegato: «Al menos a uno de ustedes el riñón no le funciona correctamente, y lo peor de todo es que no lo sabe».

—

# Seis millones de personas, una de cada siete, tienen una enfermedad renal en España

—

En España se estima que aproximadamente el 15% de la población tiene una afección renal, pero solo la mitad lo saben. Sumido en una imparable curva que asciende exponencialmente, de seguir por este camino, en el año 2100 la enfermedad renal crónica será la segunda causa de muerte, solo por detrás del Alzheimer.

Aunque las campañas de salud pública estén encaminadas a otras enfermedades más famosas y con más *glamour*, no digo que menos importantes, ni mucho menos, el riñón y sus funciones han quedado relegados a un segundo plano.

Pero los nefrólogos somos muy combativos, así que el Día Mundial del Riñón de 2023, justo un año después de acudir a la elegante sala Ernest Lluch, la Sociedad Española de Nefrología promovió una campaña de salud renal para los trabajadores del Congreso de los Diputados. Ese día analizamos la sangre y la orina de más de 300 personas, incluyendo famosos representantes políticos, y, como era de esperar, detectamos casos de insuficiencia renal que habían pasado inadvertidos.

Quizá hubiera sido un buen momento para dar de su propia medicina a los parlamentarios que nunca quisieron apostar por un plan integral de salud renal, pero el juramento hipocrático nos recordó que la venganza no es una opción y los atendimos gustosamente.

¿Tan fácil es detectar si los riñones no funcionan adecuadamente? Rotundamente sí. Una muestra de orina, una de sangre y menos de cincuenta céntimos de euro son suficientes. El reto consiste en pensar en ello y recordar que hay que hacerlo en población mayor de cuarenta años al menos con una periodicidad anual. Implantar la detección universal de enfermedad renal es barato y genera un beneficio muy relevante. Más incluso que las campañas contra el cáncer de próstata o de mama. Los pacientes que alcanzan la etapa de diálisis tienen una mortalidad anual del 10%; es decir, a los diez años, la posibilidad de estar vivos es virtualmente nula. Por lo tanto, la detección precoz conlleva un tratamiento temprano y disminuye la posibilidad de que las enfermedades renales progresen.

—

Hasta etapas avanzadas, la enfermedad renal no da síntomas, por eso hay que establecer programas de cribado

—

## Las funciones de los riñones: más allá de un mero desagüe

Los riñones tienen la capacidad para eliminar las sustancias que nos sobran, los desechos, que de acumularse pueden ser tóxicos. La orina es un fluido corporal rico en urea —de ahí el tono amarillento—, potasio o fósforo, entre otras. Por cierto, además de sagrado, el riñón es un órgano pulcro, lo que se demuestra por la esterilidad del pis, que incluso podríamos ingerir como hacen algunos animales, sin miedo a morir intoxicados.

Sin embargo, los riñones tienen también una función de colador: evitar que se pierdan por la orina algunos elementos fundamentales como las proteínas y las células de la sangre (glóbulos rojos, blancos y plaquetas).

| Función alterada | Diagnóstico | ¿Qué nota el paciente? |
| --- | --- | --- |
| Filtración | Análisis de creatinina en sangre | Hasta etapas muy avanzadas, es asintomático |
| Pérdida de proteínas (proteinuria) | Análisis de orina con determinación de proteínas | Orina espumosa. Si es muy grave, hinchazón de piernas, cara, párpados o edema de pulmón |
| Pérdida de glóbulos rojos (hematuria) | Análisis de orina con determinación de hematíes | Orinas oscuras (color marronáceo) |

Mientras que la pérdida de la capacidad de filtrar es asintomática, siempre que la enfermedad renal no sea grave, la pérdida de proteínas y de glóbulos rojos puede dar la cara temprano, haciendo que el paciente consulte de forma precoz.

Sin entrar en muchos detalles, me gusta explicar a los pacientes por qué cuando pierden proteínas por la orina, es decir, cuando tienen proteinuria, se hinchan. Es importante que el paciente tenga el control de sus enfermedades, porque él mismo conoce su cuerpo mejor que nadie y puede, incluso, modificar algunos tratamientos a diario. Es lo que hoy en día se conoce como «empoderar al paciente». El caso de la proteinuria además ilustra cómo los riñones repercuten a otros niveles.

Las proteínas de la sangre se encargan de mantener el plasma (parte de la sangre que no son células) dentro de los vasos sanguíneos. Cuando perdemos proteínas por la orina (o hacemos una dieta muy baja en proteínas) y la concentración de estas disminuye en la sangre, parte del plasma sale de los vasos sanguíneos y se desplaza a otros territorios como las piernas, los brazos, la cara o los párpados, produciendo una hinchazón o edema. El cúmulo o retención de líquidos puede llegar a ser tan importante que incluso se encharquen los pulmones (edema de pulmón) o se almacene en el peritoneo (ascitis).

Este concepto que hoy entendemos y podemos explicar como una consecuencia de un daño renal ha pasado inadvertido hasta hace menos de dos siglos. En el siglo XVIII, cuando ya se conocía la gripe o la viruela, los estados edematosos ni siquiera se consideraban relacionados con los riñones, sino secundarios a enfermedades hepáticas.

## El color de la orina: ¿es importante?

Claro que lo es. El avance de la ciencia ha convertido el ejercicio de la medicina en un acto defensivo. En muchas ocasiones, los médicos hemos perdido la capacidad de preguntar por síntomas, signos o hacer una exploración en profundidad. La facilidad para pedir una analítica o una prueba de imagen, por si estamos dejando escapar algo, ha reducido el interés por el paciente para pasar a valorarlo a través de las pruebas que llegan a un ordenador.

La orina es un claro ejemplo de ello. Hemos aprendido que no hace falta esperar a una prueba de laboratorio para saber si en la orina hay proteínas, pues solo con preguntar al paciente si su orina se parece a la cerveza, este recordará perfectamente si es así. Con el color pasa exactamente igual. En la amalgama de tonalidades que encontramos cuando acudimos a visitar un cuarto de baño, podemos identificar si es momento para preocuparse por un posible daño en nuestros riñones. Empezamos por la normalidad. La orina puede estar muy diluida (si hemos bebido mucho) o muy concentrada (si nos deshidratamos). Cuanto más diluida esté, menos concentración de urea tiene y menos amarilla es. De forma contraria, el aumento de concentración de la orina hace que aumente la tonalidad amarillenta de la misma. Orinar más o menos amarillo es normal y solo depende del exceso o la falta de ingesta hídrica que hayamos hecho; el riñón se encarga del resto.

Sin embargo, el color nos puede dar información no tan positiva y debe hacer que consultemos a un especialista. Antes hemos comentado que la función de colador del riñón evita que perdamos algunas células, sobre todo glóbulos rojos. Su pérdida hace que la hemoglobina que estos transportan tiña de color Coca-Cola la orina.

La orina roja o con restos de sangre (coágulos) aparece en procesos como las infecciones de orina, las litiasis renales o los tumores.

De forma ocasional nos encontramos pacientes con la orina color naranja (en fallos hepáticos), azul o verde (en enfermedades genéticas o con la ingesta de algunos fármacos) o rojizo (con el consumo de algunos alimentos como moras o remolacha).

## Somos lo que orinamos: un limón

Nuestro organismo tiene dificultades para subsistir si el pH de la sangre se sale del estrecho margen de 7,35 a 7,45. Sin embargo, a diario se producen procesos, entre los que destaca la alimentación, que generan ácidos. Para evitar que las reacciones habituales del cuerpo humano se detengan, la generación y la acumulación de ácidos ponen en marcha mecanismos compensadores complejos.

Uno de los mecanismos más importantes es la eliminación de los protones (las cargas ácidas) por el riñón, lo que se constata al analizar que la orina es muy ácida.

—

La orina es muy ácida,
puede alcanzar pH hasta de 4,
lo que es incompatible con la vida
de cualquier microorganismo

—

La acidez característica de la orina es un mecanismo de protección, pues evita que no tengamos un exceso de infecciones urinarias. Es un limpia-tuberías natural para reducir uno de los motivos más habituales de consultas en los servicios de urgencias.

Los pacientes se sorprenden cuando les proponemos que tomen arándanos todos los días para evitar o reducir el número de infecciones, pero lo que no saben es que este fruto limita que las bacterias se adhieran a la vía urinaria, facilitando su eliminación.

## Seamos sinceros: en la consulta, mejor sin acompañante

Hay algunas medidas higiénicas que el paciente debe conocer si quiere dejar de padecer infecciones urinarias y que, unas veces por vergüenza y otras por desconocimiento, no se tratan en las consultas.

—Disculpe, ¿puede salir de la consulta un momento, por favor? —me dirigí a la madre de Alicia, una joven de veinte años que había acudido a la consulta por su enésima infección.

—Sí, claro —accedió a regañadientes la mujer.

El paciente tiene autonomía y, además, tiene derecho a recibir la información clínica sin estar comprometido por un tercero, aunque sea su madre. Lo que yo le iba a preguntar a Alicia era un tema sensible para algunas personas, así que no tenía por qué ponerla en evidencia.

—Alicia, disculpa que haya hecho salir a tu madre, pero no quería comprometerte, ¿tienes relaciones sexuales?

—Sí —me respondió con sinceridad.

—Probablemente esto está influyendo en las infecciones. ¿Has notado que exista una relación temporal con ellas?

—Quizá sí. Es verdad que me suele pasar cuando me voy de viaje con mi chico. —Alicia estaba definiendo el concepto «cistitis de luna de miel» y que explica la asociación entre las relaciones sexuales y las infecciones urinarias.

—No pasa nada, es normal. Solo dos consejos para intentar reducir las infecciones. El primero es que, después de cada relación, intentes hacer pis. El segundo es que cada vez que vayas al baño y te limpies, lo hagas de delante hacia atrás y así evitamos que los gérmenes de la piel y del tubo digestivo alcancen la vía urinaria.

Los riñones tienen unas funciones tan afiladas que, además de eliminar los ácidos sobrantes, son capaces de contrarrestarlos produciendo el mejor antiácido existente: el bicarbonato. Esta es la razón por la que cuando tenemos acidez compramos sales de bicarbonato en el supermercado, pero también por la que los pacientes con enfermedad renal tienen que tomarlo como parte de su medicación habitual, ya que su riñón elimina los ácidos con dificultad y además fabrica menos bicarbonato.

## Evita las infecciones de orina con arándanos

Como muestra del poder terapéutico de los alimentos y para entrar en el fragor de las conversaciones con mi amigo Miguel Cobo, le invito a que me prepare una receta con un alimento de enormes propiedades saludables: los arándanos. Presentan características antioxidantes, están plagados de fibra y vitaminas y, además, reducen la posibilidad de tener infecciones.[3] Su prescripción está tan extendida que incluso podemos encontrar concentrado de arándanos en forma de cápsulas en cualquier farmacia.

—¿Sorprendido, chef? —le pregunto tras soltarle a bocajarro la primera explicación sobre el poder de la dieta.

—Me ha gustado, pero eso no nos da de comer; lo que yo te voy a contar ahora, sí. ¡Apunta! —me responde sin darme opción a réplica.

---

**Sopa de arándanos** (3-4 personas)

*Ingredientes*

- 100 ml de agua • 100 g de azúcar • 100 ml de zumo de naranja
- 500 g de arándanos • Nata montada al gusto • Ralladura de una naranja • 12 cerezas deshuesadas

En una cazuela hervimos el agua y el azúcar para que se mezcle bien. Tras dejarlo enfriar, exprimimos el zumo de naranja junto con los arándanos. Trituramos todo y lo colamos. Nos queda lo mejor: montamos un poco de nata y le echamos ralladura de una naranja y unas gotitas de limón para conseguir una *chantilly* que ponemos sobre la sopa de arándanos, y como guinda, adornamos con unas cerezas deshuesadas.

# 2

## El agua y otras bebidas

### ¿Cuánta agua debo beber?

El agua es un elemento esencial para la vida y una fuente de subsistencia. Forma el 75% del planeta y entre el 50 y el 60% de nuestro organismo. El agua ha sido un bien fundamental y desde hace más de 5.000 años las primeras civilizaciones, conscientes de esta necesidad, se asentaron en torno a los grandes ríos Tigris y Éufrates en Mesopotamia («tierra entre dos aguas»), o el río Nilo en Egipto. El objetivo era claro: nuestros ancestros habían entendido que sin agua no hay vida y que esta era indispensable para los cultivos, la ganadería e incluso para el consumo. Y para la higiene; sin ella, la supervivencia no estaba asegurada, pues la salubridad disminuía considerablemente y las enfermedades emergían y se propagaban con facilidad.

Tanto los romanos como los musulmanes se prodigaron en la tecnificación del agua —hidrología— creando acueductos, tuberías o alcantarillas, pero también en su uso decorativo.

—

## Más de la mitad del cuerpo humano es agua, y el órgano encargado de regularlo es el riñón

—

En el cuerpo humano, la regulación del agua se lleva a cabo por el riñón. A través de este órgano se filtran cada día 180 litros de plasma (parte de la sangre resultante tras eliminar las células: glóbulos rojos, blancos y plaquetas). Sin embargo, la diuresis que una persona sana realiza al final de un día rara vez alcanza los 3 litros.

A través de diferentes mecanismos, en el riñón se producen de manera continuada fenómenos de concentración y dilución de la orina. Esto es, ante una importante ingesta hídrica se activan sistemas que ayudan a eliminar una mayor cantidad de agua, consiguiendo que la orina sea más cristalina y diluida. Si, por el contrario, se produce una restricción hídrica, el riñón pone en marcha sistemas conocidos como antidiuréticos y que favorecen la recuperación de agua contrarrestando una posible deshidratación. En este último caso se observa cómo la orina se tiñe, de manera natural, de un color más amarillo a consecuencia de una mayor concentración de urea y menor de agua. Sin embargo, la eliminación de una mayor o menor cantidad de agua tiene un límite que, de sobrepasarse, puede condicionar algunos riesgos para la salud. En concreto, para la eliminación diaria de desechos, se requiere de un volumen de diuresis mínimo de ½ litro; por otro lado, la dilución máxima que un riñón es capaz de soportar se aproxima a los 20 litros al día.

Muchas personas preguntan cuánta agua deben beber para «limpiar los riñones». Los riñones son un órgano limpio de por sí, que no por eliminar desechos se ensucian. De hecho, salvo en los casos de infecciones, la orina es tan estéril como que en la Antigüedad se bebía para diagnosticar enfermedades como la diabetes mellitus.

—¡Qué dices, hombre! —me sobresalta Cobo en medio de mi disertación—. ¿Beberse el pis?

—Lo que oyes. Los galenos cataban la orina y, en caso de saber dulce, hacían el diagnóstico de diabetes. No te olvides de que el riñón sabe eliminar lo que nos sobra, y las personas con diabetes mellitus tienen la glucosa elevada en sangre, así que nuestro órgano sagrado se esfuerza en desechar todo lo que puede. De ahí que la orina sepa dulce y el nombre «diabetes mellitus», derivado del griego, signifique literalmente «sifón endulzado con miel». Además, una orina con azúcar es un buen caldo de cultivo para microorganismos, así que los pacientes con diabetes tienen más riesgo de infecciones urinarias, pero de eso hablaremos más adelante.

—¿Sifón?

—Los médicos antiguos eran muy ocurrentes para los nombres. En los pacientes que tienen mucho azúcar en la orina (el término científico sería glucosuria), esta se produce en mayor cuantía para eliminar más cantidad, como un sifón. Este exceso de diuresis (poliuria) dulce encarnó lo que hoy conocemos como diabetes mellitus.

—Alucino.

—¿Sabías que hay otra enfermedad que tiene que ver con el pis y se llama diabetes insípida? En ella, el riñón no sabe concentrar la orina. Como en la diabetes mellitus, el paciente orina mucho, pero en este caso es a expensas solo de eliminar agua; por lo tanto, el pis no tiene sabor y de ahí que se acuñara el apellido de insípida.

Cada persona debe beber acorde con un estímulo cerebral muy importante que es la sed. El estímulo de la sed se desencadena cuando los riñones detectan que para cumplir su función precisan de más agua ya que se acercan a los límites de concentración de la orina. Si bien es cierto que la sed es un estímulo suficientemente potente para aumentar la ingesta hídrica en las situaciones de necesidad, en determinadas circunstancias debemos ser cuidadosos con la cantidad de agua que bebemos. En concreto, el estímulo de la sed se deteriora a medida que envejecemos, por lo que los pacientes ancianos pueden tener una baja sensación y, por tanto, beber menos agua de la necesaria. Además, en pacientes con pérdidas intensas de líquido (diuréticos, pérdidas digestivas) se corre el riesgo de una ingesta hídrica inferior a la necesaria.

Por otro lado, en algunas enfermedades, la eliminación de agua está limitada y el paciente puede percibir que se hincha. En el caso de las enfermedades cardiacas, y concretamente en la insuficiencia cardiaca, el corazón bombea la sangre con menos intensidad, por lo que esta se acumula. En las enfermedades renales se acumula líquido por el cese en su eliminación directa. Por lo tanto, el mito de beber más para que los riñones funcionen mejor es rotundamente falso ya que el agua puede ser incluso contraproducente.

Cuando un paciente acumula más agua de la que debe, esta se almacena dentro de los vasos sanguíneos, sometiéndolos a mucha presión y haciendo que el corazón tenga que impulsar la sangre con más fuerza. En esa situación, el corazón aumenta de tamaño (el corazón se hipertrofia) que puede progresar hasta lesionarlo irreversiblemente. El exceso de líquido también se aloja en otros tejidos, el más relevante de los cuales es el pulmón, y puede hacer que «se encharquen», conduciendo a la asfixia. Normalmente, el primer síntoma de retención de fluidos suele ser el aumento del perímetro de las piernas, ya que al ser zonas declives en el organismo, la acumulación es más fehaciente.

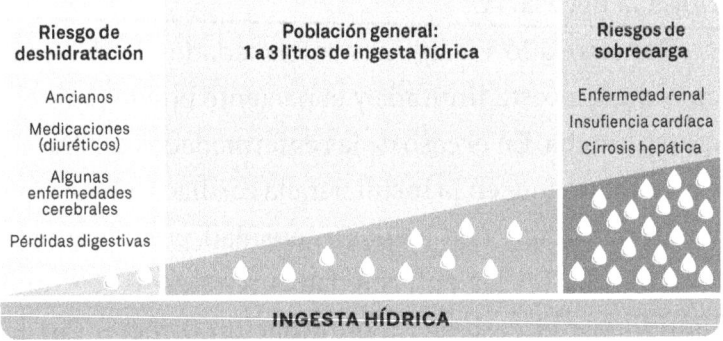

| Riesgo de deshidratación | Población general: 1 a 3 litros de ingesta hídrica | Riesgos de sobrecarga |
|---|---|---|
| Ancianos | | Enfermedad renal |
| Medicaciones (diuréticos) | | Insufiencia cardíaca |
| Algunas enfermedades cerebrales | | Cirrosis hepática |
| Pérdidas digestivas | | |

**INGESTA HÍDRICA**

Si bien es cierto que no existen límites fundamentados en la ingesta hídrica diaria, la famosa recomendación de 2 litros de agua (que incluso la Organización Mundial de la Salud aconseja) tendría su fundamento en la cantidad de líquido que se pierde por la transpiración (pérdidas de sudor insensibles) y que es cercana a 1 litro al día, sumado a otro litro para poder eliminar los desechos a través de la orina, superando con cierta seguridad el mínimo comentado de ½ litro.

Un elemento que no podemos obviar es que algunos alimentos contienen cantidades ingentes de agua. Todavía recuerdo la conversación, hace algunos meses, con uno de mis pacientes en hemodiálisis (esto es, quienes apenas orinan por tener un nulo funcionamiento de sus riñones y deben hacer una restricción hídrica muy cuantiosa):

—Doctor, ¿cómo sabe lo que bebo entre una sesión de hemodiálisis y la siguiente?

—José Luis, por lo que engordas entre ambos días. Todo lo que bebes lo retienes y, por tanto, aumentas de peso.

—¡¿Me está diciendo que he bebido tres litros entre el martes y el jueves?!

—No, lo que te digo es que has retenido tres litros de agua. Y si no la has bebido, de algún lado habrá tenido que salir.

Tras mantenerse pensativo durante un momento, analizando lo que había ingerido en las últimas 48 horas, negó con la cabeza e insistió en que quizá la báscula de la unidad estaba mal. Así que le propuse que apuntara cada cosa que comiera o bebiera desde que salía de una sesión hasta que llegaba a la siguiente.

—¿Ve, doctor?, he bebido un litro entre agua, café y un consomé, y he vuelto a engordar tres kilos.

La solución al acertijo estaba en la misma lista en la que cuidadosamente José Luis había anotado su dieta: la ensalada de pepino que acompañaba a todos y cada uno de los platos que tomaba.

---

**Alimentos con alto contenido en agua (más del 90%)**

| | |
|---|---|
| Pepino (97%) | Berenjena (93%) |
| Lechuga (95%) | Calabaza (92%) |
| Pimiento verde (95%) | Coliflor (92%) |
| Tomate (94%) | Fresas (92%) |
| Espinaca (94%) | Cebolla (91%) |
| Espárrago verde (94%) | Limón (91%) |
| Calabacín (94%) | Brócoli (91%) |
| Sandía (93%) | Judía verde (90%) |

---

La dieta mediterránea, que aboga por un consumo elevado de frutas y verduras, tiene en cuenta el contenido de agua de dichos alimentos, de ahí la recomendación de más de cinco unidades diarias para conseguir un beneficio saludable. A modo de curiosidad, 100 gramos de sandía contienen únicamente medio gramo de proteínas, 300 gramos de fibra y menos de un gramo de vitaminas y carotenos.

El problema que el agua supone para algunos pacientes no tiene una solución sencilla. Quizá la respuesta proviene de hace 300.000-600.000 años, cuando los neandertales y preneandertales empezaron a entender la hidratación de los alimentos. Nuestros ancestros, me cuenta Cobo, se dieron cuenta de que, tras realizar una caza, siendo el ser humano el eslabón más débil de la cadena, estaban obligados a huir con celeridad para evitar ser devorados por otros carnívoros. En esa época, los homínidos eran carroñeros y oportunistas, pero ya gozaban de un punto de inteligencia superior, por lo que empezaron a emplear técnicas de conservación de los alimentos. Las más usadas eran el secado, el humo y el enterramiento de los animales cazados y desmembrados. Los procesos de secado natural, que precisaban de condiciones atmosféricas idóneas, como las de las cuevas, eran los más sencillos y permitían conservar la carne durante largos periodos de tiempo (las épocas en las que la caza era muy escasa). Para poder consumir los alimentos de la despensa, los neandertales y preneandertales desgarraban con violencia, gracias a sus imponentes mandíbulas, los pedazos de carne almacenada y secada. Sin embargo, sus crías apenas disponían de dientes, por lo que sus padres idearon la rehidratación con agua y grasas de los alimentos que previamente habían secado. Así, sus descendientes conseguían nutrirse con la infusión que se producía con el agua y el tuétano que arrastraba los alimentos de la caza de sus despensas.

Estas técnicas de almacenaje, basadas en la deshidratación por secado, podrían ser una buena técnica para que los pacientes con dificultad para manejar el agua y aquellos a los que sus médicos les recomiendan disminuir la ingesta puedan alimentarse con más tranquilidad.

## ¿Qué ocurre cuando bebo menos agua de la cuenta?

Cuando bebemos menos de lo que el organismo precisa para eliminar los desechos, nos deshidratamos. Esto ocurre por falta de consumo hídrico —más de 2.000 millones de personas en el mundo no disponen de agua potable para su consumo—, pero también por un exceso de pérdidas (sudoración, diarrea, vómitos...).

La repercusión directa de una deshidratación es un descenso en la presión arterial. Mantener unas cifras de presión arterial normales es esencial para que la sangre alcance los diferentes órganos. De hecho, ante un descenso brusco de la presión arterial puede desarrollarse, por ejemplo, un síncope, es decir, un cese temporal en el flujo cerebral por falta de aporte sanguíneo que hace que perdamos el conocimiento.

En esa situación, el órgano más involucrado en evitar los riesgos de la deshidratación es el riñón. En él se dan dos funciones de manera simultánea: una es la recuperación de sal y de agua (de ahí que la orina se concentre en esas situaciones); la otra, la activación de sistemas complejos que aumentan la tensión arterial, provocando una vasoconstricción (disminución del calibre de las arterias para aumentar la presión en su interior). Un símil para comprender este mecanismo es pensar en una manguera. Si hay poca presión, es difícil que llegue agua suficiente y con cierta presión al extremo distal, por lo que necesitaremos abrir la llave de paso. El encargado de manipular esa llave de paso en nuestro cuerpo sería el riñón a través de sus sistemas «presores».

El problema radica en la cantidad de personas que no sienten el impulso de beber (por ejemplo, los ancianos) o aquellas a las que el agua no les llama la atención desde un punto de vista gustativo.

En ese sentido, he conversado con Miguel sobre algunas técnicas que podrían ser interesantes para hacer más atractivo el consumo hídrico.

## Infusiones frías y calientes

Infusionar es sumergir alimentos en agua y dejarlos reposar para que liberen su sabor. Esta estrategia favorecería que los pacientes que precisen de un aumento en su ingesta hídrica tengan el incentivo del sabor añadido.

Existen dos técnicas para infusionar, en frío o en caliente, y decantarse por una u otra es la clave del éxito de la bebida resultante. Una forma muy sencilla de infusionar es mediante la sinéresis (piense el lector en un yogur recién destapado y la capa gelatinosa que encuentra en la superficie).

---

**Agua de tomate**

*Ingredientes*

- 5 tomates • 1 l de agua

Un ejemplo fácil para aprender a infusionar. Metemos en una bolsa cinco tomates machacados con 1 litro de agua y lo congelamos durante 4 a 6 horas. Posteriormente, lo sacamos de nuevo y colocamos sobre una gasa apoyada en un recipiente. Así, con la descongelación, se va filtrando el agua saborizada. En las siguientes 24 horas se irá filtrando —sinéresis— un agua traslúcida de tomate que se puede ingerir, pues tiene sabor, o utilizar como base para cualquier otra bebida ya que el resultado del proceso es un líquido ácido que infusiona mucho mejor.

---

—Vale, chef, entonces tenemos la base, el agua de tomate. Si me he enterado bien, ya estaría listo para tomar, pero ¿podemos añadirle más sabor?

—Escucha y verás —me responde el hiperactivo Miguel—. Sobre el agua de tomate podemos hacer lo que queramos. Te doy una receta: una sopa fría muy llamativa pero sencilla.

### Sopa fría de miso

*Ingredientes*

- 1 cucharada de pasta de miso (blanco o negro) • 500 ml de agua de tomate • 1 pimiento verde italiano • 1 pimiento rojo • Una rama de tomillo • Una rama de romero • 15 g de albahaca • 15 g de cilantro • 15 g de menta • Una lámina de alga Kombu • Un pepino
- Una manzana verde

Añadimos al agua de tomate una cucharada de pasta de miso, un pimiento verde y otro rojo cortados en juliana, tomillo, romero, albahaca, cilantro y menta. Dejamos que todo junto infusione durante un día. ¿Quieres más sabor *umami*, doctor? Le añadimos una lámina de alga Kombu.

Lo hice en casa la semana siguiente, aunque al acabar la elaboración no tenía claro con qué combinarlo, así que mandé un audio a Miguel, y me dio el consejo final:

—Laminas un pepino y una manzana, muy finitos, y los bañas con la sopa de miso que ya tenías preparada. Te queda una ensalada ideal para cenar ligero.

—

El umami es el sabor más perseguido
de los cinco sabores básicos.
Significa sabroso o delicioso.
Se puede conseguir de manera artificial
(glutamato monosódico), pero lo saludable
es obtenerlo de forma natural

—

En realidad, cada persona puede adaptar las infusiones
a su gusto y darles la complejidad que deseen.

---

### Infusión frutal

*Ingredientes*

- 10 fresones • 3 naranjas • Hierbabuena • Pimienta rosa • 1 l de agua

En un día de calor, troceamos los fresones, las naranjas peladas, la peladura de la propia naranja, unos gramos de hierbabuena, un poco de pimienta rosa y lo dejamos sumergido en agua durante todo un día. Tras colarlo, al día siguiente se obtiene una bebida refrescante y saborizada.

¡Ah! Y si la sed no aguanta 24 horas, siempre se puede envasar al vacío o en un sifón y así se acelera el proceso.

Hasta ahora, las infusiones propuestas son frías porque hemos utilizado frutos blandos. Para infusionar frutos secos o duros (siempre que no tengan clorofila, porque se oxida y empeora el sabor), usamos agua caliente. Una de las bebidas más reconocidas en el mundo es el agua de Jamaica. Es una sencilla infusión de *hibiscus* con azúcar que se puede tomar caliente o fría, sola o acompañada.

Si, como hemos hecho con el agua de tomate, queremos sofisticar la bebida, a la infusión de *hibiscus*, tras enfriar, se le puede añadir el zumo de dos naranjas y un pomelo y un chorro de vinagre de Chardonnay, menta, albahaca y cilantro.

—Y así hasta donde quieras llegar, Borja —me dice Miguel.

—No sé si sabes que hay una creencia popular (no por ello inefectiva) sobre el poder anticatarral de masticar clavos. El problema era que se te quitaba el resfriado, pero tenías que hacer un blanqueamiento porque los dientes se coloreaban de amarillo, así que casi era mejor pasar el catarro con un poco de paracetamol. ¿Se podría tomar en infusión?

—¡Exacto! Una alternativa a masticarlos es infusionar en caliente cuatro clavos, tres ramas de canela y seis cardamomos. Rico, fácil y saludable. Eso sí, por si las moscas, cepíllate los dientes al acabar.

Nos tomamos un respiro y un café, al menos yo. Mientras Cobo recorre su cocina pensando en el servicio de la noche, pienso en que nunca he hecho infusiones, pero al volver del gimnasio sí me hago un zumo de frutas triturado.

—Chef, paso de líos. ¿Y si bato unas frutas? —le pregunto cuando aparece de nuevo en la sala.

—De lo que me hablas ahora es de licuar. Y claro que puedes, pero hay que tener en cuenta el color, no todo se puede mezclar, como la ropa. Si quieres combinar frutas o verduras, tienen que ser del mismo cromatismo. Echas las que quieras, con un poco de agua, las bates y las dejas reposar un día en la nevera. Al día siguiente, eliminas la parte que se decanta (los restos sólidos que se acumulan en el fondo) y está listo. A mí me encanta la mezcla de pepino, manzana y apio.

—

Si dudas en las combinaciones,
piensa en el color. El cromatismo
te da la pista del sabor: si es similar,
se puede mezclar

—

## El paciente que se atraganta con agua

—Vale, vale, entiendo. Miguel, ¿sabes lo que es la disfagia?

—Ni idea, tío.

—Es la dificultad para tragar. Y hay pacientes que se atragantan con líquidos. En el hospital, cuando pasa esto, usamos gelatinas para que no se deshidraten.

—En la cocina moderna hacemos gelificaciones, claro que sí. Se utiliza alginato o cloruro de calcio añadido al licuado del alimento que queremos gelificar, pero en casa se puede hacer de forma sencilla. Te voy a dar una receta completa.

### Gelatina de frutas

*Ingredientes*
- 1 l de té • 20 g de gelatina (colas de pescado) • Frutas al gusto

Hierves durante 4 minutos té y, después de colarlo, añades frutas troceadas de color similar (melocotón, mango, albaricoque...). En cualquier tienda venden gelatina de cola de pescado, la incorporas (20 g por cada litro) y dejas que repose durante unas 6 horas. Te encontrarás con una perfecta gelatina. ¡Y así bebemos, pero masticando!

## Cocina evolutiva y fermentación ancestral

La complejidad de las recetas nos lleva de nuevo a nuestros antepasados. La fermentación en las bebidas ha vuelto a la palestra de los recetarios modernos, en una recuperación de técnicas que hoy siguen teniendo sentido.

Rebuscando entre las recetas milenarias, nos encontramos con tres bebidas paradigmáticas: tepache, kombucha y kéfir.

- El **tepache** (en náhuatl, *tepiatl*), originario de México, se fabrica haciendo una infusión caliente de canela y cardamomo; y que al enfriarse, se le añade una piña. A diferencia de las infusiones clásicas, la piña se incluye con la piel de manera que las bacterias y levaduras de esta pueden fermentar la bebida generando el punto de acidez idóneo para el consumo (y una leve graduación alcohólica que no supera el 2%). Es importante controlar la fermentación para que no supere un pH superior a 3, porque en ese caso podría alcanzar una mayor graduación alcohólica. Algunos beneficios del consumo de esta bebida podrían ser sus propiedades antioxidantes o favorecer digestiones pesadas.

- La **kombucha** nace en Asia y es tan antigua como los samuráis. Tras infusionar té y azúcar, se incorpora el hongo de la inmortalidad denominado *Scoby*. Durante un reposo de siete días se produce la fermentación, dando lugar a una bebida refrescante exquisita. Como el tepache, al fermentarse azúcar, la kombucha tiene una mínima graduación alcohólica (inferior al 1,2%). Se le atribuyen algunos efectos beneficiosos sobre el sistema inmunitario y el estreñimiento, ya que la transformación del té actúa como probiótico, es decir, restaura la flora intestinal.

- El **kéfir** es uno de los productos lácteos fermentados más antiguos y su origen se sitúa en el Cáucaso, donde la leche se transportaba en recipientes elaborados con pieles de animales sin lavar. Durante los trayectos, la leche almacenada se fermentaba, dando lugar a una crema de yogur agria que hoy conocemos como kéfir. La fermentación de nódulos kéfir en agua con, por ejemplo, menta y piña origina a los seis días (manteniendo una temperatura constante de 20 °C) un refresco natural con incluso propiedades inmunológicas. Una consideración importante es que cuando se manipula kéfir, no se deben usar utensilios de metal, pues el hongo no puede sobrevivir en ese medio.

## Beneficios del café

No podemos hablar de infusiones sin dedicar un apartado a una de las bebidas más consumidas en el mundo: el café. También es una de las consultas más habituales por parte de los pacientes.

—Yo agua casi no bebo, pero cafés, muchos. ¿Es malo?

—Depende de la cantidad.

—Entonces, ¿cuántos cafés puedo tomar al día, doctor?

—¡Sin ningún problema, tres o cuatro!

—Descafeinados, supongo. Porque soy hipertensa. ¿O es que ya no se acuerda?

—No tengo muy buena memoria, Raquel, pero para esto no la necesito. Que tomes el café descafeinado depende de lo que te cueste dormir. Y nada más.

El café es una mística bebida que, a diario, despierta a millones de personas en el mundo. Desde su descubrimiento en Kaffa, Etiopía, es uno de los alimentos con más efectos achacados sobre el organismo. Entre las hipótesis que rodean su descubrimiento, la más extendida es la que data del siglo IX, cuando los habitantes de una tribu africana observaron que las cabras que comían los frutos de la planta del café —por aquel entonces desconocida— tenían más energía. Sorprendidos, le llegaron incluso a atribuir poderes mágicos demoniacos.

Con cautela y curiosidad a partes iguales, probaron los granos crudos infusionados y cayeron en la cuenta de que gracias a ellos podían mantenerse despiertos y concentrados durante más tiempo.

Las leyendas más truculentas narran que algunas poblaciones consideraban que el café era un fruto del demonio y decidieron quemar los granos, desprendiéndose el olor tan característico y adictivo que genera y que ahora es un paso fundamental en su elaboración: el tueste.

Sus efectos frente al sueño, la excitación o las funciones cognitivas han alcanzado nuestros días. Del café se ha dicho que promueve la aparición de arritmias, que sube la presión arterial o que tiene un efecto diurético, pero ¿qué hay de verdad en ello?

Antes de hablar del café, debemos diferenciar los efectos de la cafeína y de los compuestos no cafeínicos del café. Una taza normal de café contiene 100 mg de cafeína (por comparar, una de té cuenta con 30 mg de media) y se considera normal (e incluso saludable) un consumo de entre tres y cinco tazas al día.

El efecto del café sobre la presión arterial es agudo, discreto y se atenúa con el tiempo. No se ha demostrado ningún efecto perjudicial ni siquiera en pacientes hipertensos y esto parece tener que ver con otros componentes del café que podrían contrarregular los efectos de la cafeína. Tampoco se ha demostrado que condicione un aumento en el riesgo de padecer arritmias, aunque subjetivamente las personas pueden notar un ligero aumento de la frecuencia cardiaca. De hecho, algunos estudios han comparado tomar seis tazas de café al día frente a ninguna, sin encontrar diferencias entre los grupos en términos de eventos cardiovasculares. Curiosamente, los consumidores de tres a cinco tazas estaban protegidos de presentar infartos, ictus o insuficiencia cardiaca.

El papel diurético del café es algo que cualquier consumidor ha podido notar tras ingerir una taza. Comienza entre media y una hora después del consumo y, como la presión arterial o la sensación de ansiedad, se va tolerando cuanto más café tomamos de manera crónica. Es importante reseñar que, aunque este efecto existe, es tan discreto que nunca va a condicionar una deshidratación. Frente a ello, nuestros sagrados riñones ponen en marcha sus sistemas de mantenimiento para evitar efectos indeseados, más allá de tener que buscar un baño con mayor o menor urgencia.

Cada vez son más los efectos beneficiosos demostrados científicamente del café. Entre ellos destaca una reducción en el riesgo de desarrollar algunos cánceres, mejoría en el control del azúcar y de la diabetes, pero, sobre todo, una mayor supervivencia.

—

# Tomar entre dos y cinco cafés (con o sin cafeína) aumenta la supervivencia

—

¡Cuidado con pasarse! Cualquier sustancia puede ser mortal —incluso el agua—, lo único que diferencia unas de otras es la cantidad. A pesar de que los efectos tóxicos del café son anecdóticos (se requieren más de cincuenta tazas para que aparezcan), su consumo genera cierta dependencia; es decir, la suspensión brusca de la ingesta de cafeína puede dar lugar a algunos síntomas pasajeros como cefalea, fatiga o cansancio.

La excepción para esta regla sería el consumo de café en mujeres embarazadas. En ellas se recomienda un consumo máximo de 200 mg al día de cafeína para evitar que atraviese la placenta y alcance al feto.

## El café no solo sirve para despertarte

Cuando le digo a Miguel que me instruya sobre el café como bebida, enseguida se revuelve en la silla.

—El café no es solo una bebida, ¿eh, amigo? Para empezar, combina con muchísimos alimentos, desde el chocolate (blanco y negro) hasta frutos rojos, cítricos o incluso grasos.

—¿Qué significa que combina? ¿Se puede cocinar con café?

—Claro. Atento a esta elaboración: ¡café con salmón!

---

**Salmón marinado al café** (2-3 personas)

*Ingredientes*
- 500 g de salmón • Dos cucharadas de café (en grano o molido)
- 500 g de sal • 125 g de azúcar • 15 g de eneldo, cilantro y/o perejil

Para elaborar esta receta, lo primero es limpiar el salmón. En un bol trituras la sal, el azúcar, los granos de café (puede ser café molido) y algunas hierbas: eneldo, cilantro, perejil. Con toda esta mezcla se embadurna bien el salmón. Se deja reposar entre 8 y 12 horas. Se limpia y se presenta laminado o en tacos. Es un primer plato espectacular para romper el hielo y sorprender.

---

—¿Y algún postre?

—Apunta un postre supermoderno para rematar cualquier comilona.

**Bavaroise de café** (2-3 personas)

*Ingredientes*

• 350 ml de leche condensada • 6 yemas de huevo • 1 cucharada de café soluble • 2 g de gelatina

Con estos ingredientes el procedimiento es sencillo. Bates las claras hasta montar. Después, montas las yemas y la leche condensada hasta blanquear. Disuelves el café en agua y agregas la gelatina. Posteriormente, añades las yemas montadas al café. Por último, añades la mitad de las claras y lo mezclas todo. Para rematar, mezclas el resto de las claras con una espátula sin que bajen.

## Las bebidas azucaradas y su capacidad hidratante

El ejercicio físico intenso nos hace perder un exceso de líquidos corporales que debemos reponer. Desde hace algunas décadas, se ha puesto de moda que la rehidratación sea a partir de bebidas saborizadas con alto contenido en azúcar. Y, de hecho, numerosos anuncios en los medios de comunicación apuestan por este tipo de bebidas tras una sudoración profusa, pero también tras episodios de pérdida de líquidos como en diarreas abundantes. Si analizamos en profundidad la composición de las bebidas azucaradas recomendadas, nos encontramos con que contienen principalmente azúcar y en cantidades nada desdeñables.

La reposición hídrica con este tipo de bebidas obedece al sabor adictivo del azúcar, pero ¿qué impacto tiene esto sobre el balance de agua? Aunque parezca mentira, y estoy harto de ver botellas de 1 l y medio de bebidas azucaradas en las plantas de hospitalización, tras ingerir una bebida con azúcar, este tiende a eliminarse por la orina de manera directa, como cualquier sobrecarga de glucosa. Con una salvedad: en ejercicios muy prolongados en el tiempo.

Cuando hacemos deporte, lo primero que quemamos es grasa. Solo tras un periodo relativamente largo o intenso de ejercicio, pasamos a quemar glucosa y, finalmente, hidratos de carbono. En ejercicios leves o moderados, es infrecuente pasar del primer paso y, por tanto, las reservas de azúcar se mantienen intactas (en forma de glucógeno hepático, su precursor).

El consumo de bebidas azucaradas genera, por lo tanto, glucosuria (eliminación de glucosa por la orina), con el inconveniente de que esta arrastra invariablemente agua, agente necesario para poder eliminar la primera. Así pues, ingerir bebidas glucosadas le complica la función al riñón de recuperar agua y, en general, nos deshidrata.

—

# En el deporte, salvo que sea intenso, la mejor hidratación es el agua y no las bebidas azucaradas

—

Por otro lado, se ha mitificado en gran medida sobre el contenido de electrolitos (minerales de la sangre como la sal o el potasio) en las bebidas azucaradas. Si nos fijamos en las etiquetas de algunos de estos productos, el contenido de sal por cada 330 mililitros apenas alcanza nunca los 0,2 gramos (es decir, una quinta parte de una cucharadita de café rasa) y testimonialmente tiene trazas de potasio o de vitaminas. Insignificante.

Así que, salvo que el lector sea un maratoniano o un deportista de alta intensidad, tras un ejercicio físico habitual (inferior a 60 minutos), la rehidratación debe realizarse con agua, si lo que busca es evitar quedarse más seco que una pasa.

En ejercicios de alta intensidad y duración, sí podríamos añadir una ingesta de azúcar de 30 gramos por cada hora, aproximadamente.

## ¿Y el alcohol deshidrata?

La famosa resaca tras una noche de fiesta tiene parte de su origen en los riñones. Como hemos comentado previamente, los riñones tienen la capacidad de concentrar y diluir la orina y lo hacen a través de la hormona antidiurética (sí, lo sé, los descubridores no se devanaron los sesos pensando en un nombre).

Cuando bebemos alcohol se producen dos hechos consecutivos. En los primeros tragos no existe ningún tipo de necesidad de orinar, podemos estar bebiendo ciertas cantidades (cada uno tiene un dintel diferente) sin necesidad de acudir al baño y dejar esa conversación tan trascendental a medias.

Con el paso de la noche, comenzamos a desarrollar el deseo miccional. Ahora sí, nos excusamos y saludamos por primera vez el lujoso cuarto de baño de ese bar tan ochentero al que solo pensábamos ir a tomar una caña. Ha dado comienzo una segunda fase en la que las visitas al retrete se hacen cada vez más frecuentes. Y la orina cada vez es más diluida. Esta fase, por desgracia, se alarga durante las siguientes horas incluso si ha cesado el consumo de alcohol.

¿Por qué ocurre? La explicación es muy sencilla: el alcohol bloquea la acción de la hormona antidiurética estimulando una producción excesiva de orina; el riñón pierde la capacidad para concentrar la orina. La continuidad en el consumo sin un aporte de agua paralelo hace que, poco a poco, se desencadene una deshidratación, lo que se manifiesta por la sed intensa en las horas posteriores al festín.

La hidratación tardía, al llegar a casa, quizá ya no sea suficiente para evitar la resaca, que, como comentaba, tiene su origen en la deshidratación que sufren ciertas células cerebrales y que provocan el desagradable dolor de cabeza de la mañana siguiente.

El alcohol es un tóxico a todos los niveles y en cualquier cantidad. Si bien es cierto que hace años se consideraba incluso saludable beber una copa de vino en las comidas, aludiendo a sus beneficios antioxidantes, hoy sabemos que no existe una ingesta segura.[4] Sin querer ser extremistas en este aspecto, debemos entender el consumo de alcohol como una variable continua y limitarlo en la medida de lo posible atendiendo a nuestra situación física (y médica) y al propio tipo de bebida (destilada, fermentada, etc.).

En cualquier caso, la deshidratación que produce el alcohol se acompaña de otras lesiones directas que cualquiera ha podido experimentar, tales como irritación gástrica, generando náuseas, vómitos y dolor abdominal, y una caída de azúcar que puede dar lugar a temblores o incluso a una pérdida de conocimineto. Por si fuera poco, el consumo crónico de alcohol se asocia al desarrollo de cirrosis hepática, infartos de miocardio, ictus, enfermedad renal y cáncer.

## El alcohol en la cocina, ¿emborracha?

El origen de las bebidas alcohólicas se sitúa en las ceremonias rituales y, como en la actualidad, en la sociabilización. De hecho, el consumo de vino y cerveza y el uso recreativo de drogas se inician de manera similar en las sociedades de jefatura. Ocurría, por ejemplo, en la Edad del Bronce, cuando finalizaba una cosecha y toda la comunidad se juntaba para celebrarlo. Consulto de nuevo a Miguel sobre este tema.

El origen del vino se localiza en Georgia y el de la cerveza, en Mesopotamia, aunque pudo darse de manera simultánea en otros lugares. La cerveza no deja de ser pan y fermentos, por lo que su origen puede datar de similar época (12.000-9.000 a. C.). El consumo de vino requiere la viticultura y, por tanto, cierto conocimiento de los cultivos (6.000-5.000 a. C.). De esas épocas hay resquicios en enterramientos con copas y restos alcohólicos.

—¿Se drogaban también, chef?

—Pues eso parece. Nuestros ancestros cultivaban la dormidera (opio) o incluso el tabaco que consumían para acompañar sus festines alcohólicos. ¡Se cultiva cannabis desde el 4200 a. C.!

Cuando usamos alcohol para cocinar, siempre queda algo. Esto es muy importante para las personas que tengan restricción en su consumo. El punto de ebullición del alcohol es 78,5 °C, por lo que tras hervir a más de 100 °C es esperable que la mayor parte del mismo desaparezca. Que la parte residual sea mayor o menor depende de la cantidad del alcohol que se requiera, su graduación y el tiempo de cocinado.

Su uso en la cocina está muy extendido porque el alcohol realza muchos sabores, alcanzando el ansiado *umami* en muchas elaboraciones. En la actualidad, las bebidas alcohólicas son un ingrediente y una herramienta para flambeados, maceraciones, cocciones y reducciones, sin olvidar su poder desglasador. En términos generales, la combinación a recordar es la de cerveza o vino blanco con pescados y verduras y la de vino tinto con carnes.

# 3

## La presión arterial

### Me han diagnosticado hipertensión arterial

—¿Qué tensión tiene en casa? —le pregunto al 100% de los pacientes que atraviesan el umbral de mi consulta.

—¿La alta o la baja? —me responden el 99%. El otro 1% ni lo sabe ni se la mide.

La presión (o tensión) arterial es la fuerza que ejerce la sangre en su desplazamiento desde su bombeo en el corazón hasta los vasos sanguíneos. Estamos acostumbrados a medir la presión arterial con dos cifras, la sistólica y diastólica, o en su formulación coloquial, «la alta» y «la baja». Cuando el corazón impulsa la sangre (sístole o latido cardiaco) a través de la arteria aorta y con un flujo de 5 litros por minuto, se produce el pico máximo de presión, es decir, alcanzamos la presión arterial sistólica. Acto seguido, las fibras musculares del corazón se relajan para permitir que este se llene nuevamente de sangre, y esa relajación reduce significativamente la presión hasta alcanzar el valle diastólico.

La medida de la presión arterial se realiza con un esfigmomanómetro (o tensiómetro), que se hincha hasta presiones superiores a las del torrente sanguíneo para progresivamente ir deshinchándose. En el momento en el que la sangre fluya con más presión que la del esfigmomanómetro, la persona encargada de realizar la medida escuchará por el fonendoscopio el paso de la sangre y habrá detectado el pico sistólico. El vaciamiento del manguito neumático hasta que se deje de oír el latido será un sinónimo de haber alcanzado la presión arterial diastólica.

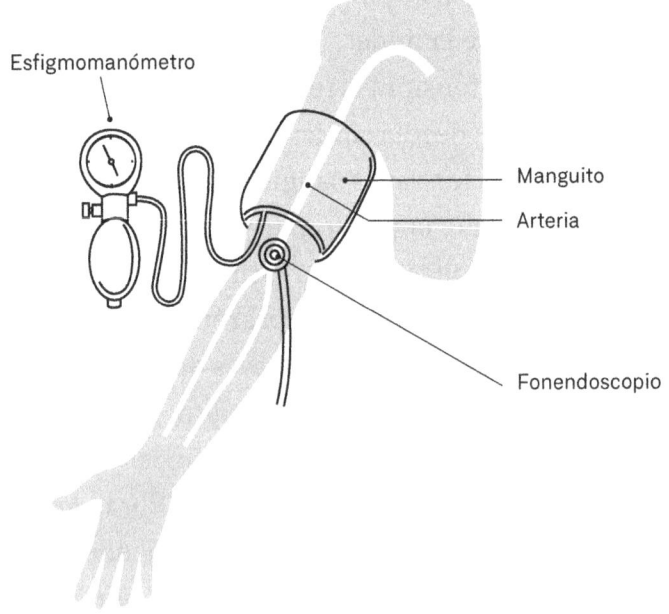

Esfigmomanómetro

Manguito

Arteria

Fonendoscopio

Aunque el descubrimiento del esfigmomanómetro se atribuye a Samuel Siegfried Karl Von Basch en 1881, las primeras referencias de la medición de la presión arterial datan de 1733, cuando Stephen Hales experimentó en animales la introducción de una pajita de cristal en una arteria para comprobar cuánto ascendía la sangre por esta con cada latido cardiaco.

Muchos siglos antes, en el año 2600 a. C., nuestros antepasados ya habían detectado la «enfermedad del pulso duro» frente a la que aplicaban técnicas descompresivas como la extracción deliberada de sangre (flebotomía), la acupuntura o la exanguinación con sanguijuelas. Por aquel entonces, en China se realiza el primer documento en el que se relaciona el pulso fuerte con alteraciones del corazón. Desde entonces, diversas civilizaciones repitieron los tratamientos propuestos en el siglo XXVI a. C, para reducir la presión de la sangre y con ello sus consecuencias.

No es hasta el siglo VI a. C. cuando se vincula la hipertensión arterial con las enfermedades de los riñones, hecho que pasó desapercibido hasta que Richard Bright, en 1836, retomó la hipótesis enunciando su famoso impacto de la presión arterial elevada con las alteraciones del corazón y del riñón.

A pesar de siglos de conocimiento, el inicio del tratamiento de la hipertensión arterial con fármacos ocurre en la década de los setenta, consiguiendo una drástica reducción de sus consecuencias.

—Hola, doctor, vengo a la consulta porque tengo la tensión alta.

—¿De qué cifras estamos hablando?

—Pues me he tomado la tensión en la farmacia y tengo 140/90 mmHg.

—Y ¿cuánto reposo has guardado antes de tomarte la tensión, Carolina?

—¿Reposo? Nada. De hecho, he subido la cuesta desde mi casa hasta la farmacia, y al llegar, pues me la he tomado.

—Bien. En ese caso, repitamos la toma.

Tras unos segundos tomando la presión arterial de Carolina, el tensiómetro marca 121/78 mmHg. ¿Podemos diagnosticar a la paciente de hipertensión arterial por una medición elevada?

La respuesta es no. Hay muchos condicionantes que hacen que nos suba la presión arterial de manera normal, como, por ejemplo, el ejercicio físico o el estrés. Por esa razón, antes de realizar una medida debemos haber guardado 5 o 10 minutos de reposo e incluso realizar dos o tres mediciones para quedarnos con la última como medida fidedigna. De hecho, hoy en día, la medición de presión arterial en la consulta es cada vez más infrecuente puesto que los pacientes acuden al hospital con cierto grado de nerviosismo que sobreestima la presión arterial real (lo que se conoce como el «síndrome de bata blanca»).

Y ante la duda, una alternativa es colocar un *holter* o MAPA (monitorización ambulatoria de la presión arterial) durante todo el día y toda la noche para hacer una medida continua de la presión arterial sin que el paciente se dé cuenta.

—

## La mejor medida de presión arterial es la que se hace en el domicilio

—

La siguiente duda que se plantea día a día en las consultas es la cifra óptima de presión arterial. En condiciones normales, podemos considerar a un paciente como no hipertenso cuando presenta una presión arterial sistólica inferior a 130 mmHg y una diastólica por debajo de 80 mmHg.[5] Si bien es cierto que en determinadas situaciones estas definiciones pueden variar, nos sirven para tener una idea general.

Ahora sí, tenemos a un paciente que está hipertenso. ¿Lo empezamos a tratar con pastillas? Tajantemente no.

Antes de eso, debemos eliminar todos los factores que pueden hacer que la presión arterial esté más elevada y que incluyen el control del peso, la actividad física y, sobre todo, la dieta.

**REDUCCIÓN POTENCIAL DE LA PRESIÓN ARTERIAL**

| | |
|---|---|
| Adelgazamiento de pacientes obesos hasta alcanzar el peso ideal | 5 mmHg |
| Dieta mediterránea | 11 mmHg |
| Dieta baja en sal | 6 mmHg |
| Actividad física | 5 mmHg |
| Reducción del consumo de alcohol | 4 mmHg |

Una dieta equilibrada de tipo mediterráneo es, hoy en día, la más saludable. Si a eso le acompaña una reducción en el consumo de sal, el resultado puede ser tan abrumador como pasar de ser diagnosticado de hipertensión y requerir medicación a estar sano.

## El papel de la remolacha

El impacto de los alimentos en la presión arterial es tan decisivo que ha emergido la recomendación del uso de uno de ellos como tratamiento: la remolacha.[6]

La remolacha es una hortaliza prehistórica que incluso aparece en ilustraciones de la Edad Media. Su composición, rica en vitaminas y minerales, ha hecho que se sitúe a la cabeza de los alimentos más saludables. Se puede consumir incluso a diario y para su preparación existen numerosas alternativas.

—Miguel, ¿sabías que la remolacha baja la presión arterial? —le dije a Cobo en nuestra reunión.

—Pues en mi pueblo eso es comida para las vacas, no te digo más.

—Ya, bueno, pero ¿y tú qué opinas?

—Si eso es así, yo te preparo un salmorejo de remolacha en un segundo.

**Salmorejo de remolacha** (3-4 personas)

*Ingredientes*

- 500 g de remolacha • 1 diente de ajo • Medio pimiento verde italiano • Medio kilo de tomates • Media barra de pan • 150 ml de vinagre • 330 ml de aceite

Pelas y salpimentas las remolachas y las metes en el horno envueltas en papel de aluminio a 180 °C durante 1 hora. ¿No te apetece andar cocinando? Ningún problema, porque se pueden comprar ya cocidas, pero no seas vago, doc.

—La cocino, no te preocupes, chef.

—Una vez las tienes asadas, añades los ajos, el pimiento verde, los tomates, el pan troceado, el vinagre y el aceite. Lo bates todo bien y ya tienes un salmorejo de remolacha.

—Y la presión arterial un poquito más baja.

En realidad, la remolacha es un ingrediente muy sencillo para utilizar en cualquier ensalada en crudo, encurtida o cocida. Incluso para hacer una vinagreta con tan solo cuatro ingredientes: remolacha cocida emulsionada con aceite en la batidora y corregida de sal y vinagre.

La remolacha, como es terrosa, combina muy bien con los lácteos. Una elaboración fácil: batir crema de queso y albahaca y emparedarlo con una lámina de remolacha cocida cortada con una mandolina. Y tienes unos raviolis de remolacha.

## El riesgo vital de la hipertensión arterial

La hipertensión arterial es una enfermedad que, de no remediarse, condiciona a corto plazo un elevado riesgo de morirse por un evento cardiaco. La presión mantenida sobre las arterias termina por lesionarlas, obstru-

yendo el paso normal de la sangre a su través y dismi-
nuyendo su riego (isquemia).

Y hablando de vasos, uno de los órganos con más
flujo sanguíneo y más vasos es el riñón, que también se
lesiona en el contexto de la hipertensión arterial descon-
trolada, pero a su vez es el gran regulador de las cifras de
presión arterial. En el riñón se sintetizan y actúan moléculas de vital importancia para la regulación de la presión
arterial de todo el organismo. De hecho, hasta cierto
punto, el riñón es capaz de eliminar ingentes cantidades
de sal cuando el organismo no las necesita (en el contexto de presión arterial normal o elevada) o de recuperarla
cuando lo precisa (por ejemplo, si nos deshidratamos).
Y esta regulación del cloruro sódico (la sal) se acompaña
siempre de agua, como una buena pareja de baile.

### No, yo el salero ni lo toco

Cuando los pacientes acuden por primera vez a una consulta de Nefrología desconocen la información que nos
transmite su riñón y, por eso, no han sido nada cuidadosos con su dieta en el momento de hacerse la analítica.

Así pues, tras analizar la sangre y la orina de los
pacientes, los nefrólogos somos capaces de hacer de
Sherlock Holmes:

—Josefina, ¿usted come con sal?

—No, yo no le echo sal a nada.

—¿Nada de nada?

—Se lo prometo, doctor —responde, sintiéndose agredido su marido, que es quien cocina.

—Pues yo le aseguro que el día de la analítica tomó al menos veinte gramos de sal.

Cuando preguntamos por la sal, no nos referimos solo a la sal que añadimos a las comidas. Hay que tener en cuenta que muchos alimentos naturalmente ya tienen ingentes cantidades de sal y esto contribuye de igual manera a aumentar nuestra presión arterial y a retener líquidos.

| ALIMENTOS RICOS EN SAL | ALIMENTOS BAJOS EN SAL |
| --- | --- |
| Sales y sales con sabores | Carne fresca |
| Kétchup (salsa de tomate) | Aves |
| Salsa de soja | Pescado fresco |
| Salsa Teriyaki | Huevos |
| Snacks en bolsa | Sopas caseras |
| Palomitas de maíz | Arroz |
| Frutos secos salados | Pasta |
| Embutido | Lentejas |

| | |
|---|---|
| Bacon | Judías |
| Aceitunas | Garbanzos |
| Salchichas | Frutos secos sin sal |
| Queso | Leche |
| Mantequilla | Helados |
| Sopa y vegetales enlatados o en sobre | Fruta fresca |
| Tomate en conserva | Vegetales |
| Maíz y atún en lata | Vísceras |
| Miso | Pan sin sal |
| Mayonesa | Productos lácteos |

Y en cuanto a las sales más modernas, como la kosher, la Rosa del Himalaya o la Maldon, no aportan beneficios adicionales en el consumo de cloruro de sodio como tal. Es cierto que como los granos son de mayor tamaño, frente a la sal fina, en una determinada medida hay menos cantidad total de sal, pero la concentración es muy similar y, por tanto, no debemos pensar que son más beneficiosas.

Por su parte, la sal baja en sodio recambia el cloruro de sodio por cloruro de potasio, que sí puede tener un pequeño beneficio en el control de la presión arterial, ya sea por la reducción del sodio o por la adición de potasio, que ha demostrado ser cardiosaludable.

## El origen de la sal: la conservación de alimentos

Vuelvo de nuevo a nuestras conversaciones con Miguel, esta vez sobre la sal, ese bien preciado a lo largo de las distintas civilizaciones. Aparece por primera vez en China hace más de 4.000 años (emperador chino Huangdi, 2.670 a. C.) y conocemos su uso como agente embalsamador en Egipto en el año 3.000 a. C. Sin embargo, su apogeo llega con el Imperio romano. El término «salario» se acuña en Roma atendiendo al comercio que se desarrolló en torno a la sal y que, como función más importante, destacaba la de conservar los alimentos.

Su uso como conservante ha dado lugar a tres tipos de procesos: el *garum*, las salazones y la salmuera.

El *garum* **romano**, originario de Bolonia (Cádiz) y rescatado en el yacimiento de Baelo Claudia, es un proceso enzimático que nos permite obtener *allec*, una soja animal. Atendiendo al conocido proverbio «En polvo eres y en polvo te convertirás», el *garum* se obtiene de la putrefacción *post mortem* de determinados alimentos, principalmente pescados (aunque no exclusivamente, puesto que se puede hacer con carnes), con algunas especias y, sobre todo, con una cubierta de sal. Su elaboración depende de un exquisito control de la cantidad de agua, de la temperatura y de la condición atmosférica.

En concreto, la técnica consiste en recubrir de sal (entre el 8 y el 14%) un pescado con sus tripas, consiguiendo de esta manera que fermente, pero inhibiendo el crecimiento bacteriano. Se introduce en un recipiente a una temperatura constante de 30 a 50 °C durante cuatro a cinco meses. Poco a poco, se observa cómo el agua del pescado sale por el proceso de ósmosis, generándose el preciado *garum*.

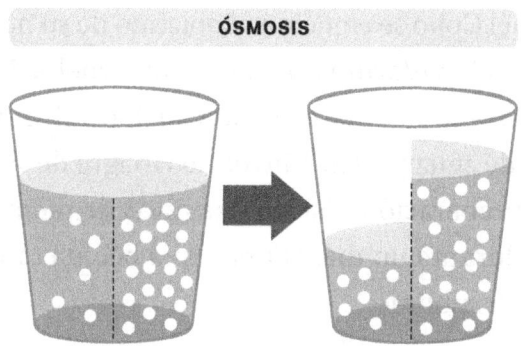

**ÓSMOSIS**

A partir de ahí, cuanto más tiempo se deja madurar, más matices de sabor alcanza el *garum* pudiendo conservarse incluso un año o un año y medio. Aunque los olores que se desprenden de la fermentación del pescado evocan al terror, el *garum* es considerado una de las herramientas culinarias que acercan al ansiado sabor *umami*, por lo que se utiliza cada vez con más frecuencia como condimento.

Una vez decidido su consumo, se separa la pasta proteica y se decanta la parte líquida. En el Imperio romano, esta pasta de *garum* se untaba en pan ácimo y se comía habitualmente. De esta forma se conservaban los alimentos de temporada en temporada. Hoy en día, el *garum* se utiliza como aditivo natural que potencia el sabor de las elaboraciones. O se utiliza para innovadores platos que recuperan la cultura culinaria antigua y modernizan la actual.

Miguel Cobo se emociona hablando de su nueva elaboración: el *oxidarum* romano. Es una vuelta de tuerca al *garum*, y lo que hace es mezclar 150 mililitros con un litro de agua y 50 mililitros de vinagre de Jerez. Sobre esa preparación añade unas hojas de menta y, tras enfriar durante un día, obtiene una bebida tan espiritual como sublime.

La **salazón** es una técnica de conservación que consiste en aplicar sal directamente sobre el producto por frote o cubriéndolo. Esto permite que se deshidrate por el mencionado proceso de ósmosis, evitando que crezcan los microorganismos y lo putrefacten. Es una de las mejores técnicas de conservación, aunque para su consumo ulterior habría que rehidratarlo.

Su uso está vigente hoy en día en, por ejemplo, la curación y conservación de embutidos. Para ello, se sala el embutido, se deja reposar, se especia y se deja secar en condiciones atmosféricas idóneas (80% de humedad, temperatura variable en función de la pieza), consiguiendo su curación. En casa también se puede hacer. La curación, en lugar de realizarse al aire, puede hacerse recubriendo la pieza con una gasa y metiéndola en la nevera.

Por último, la **salmuera** consiste en sumergir la pieza a conservar en una solución de agua y sal, a concentración conocida. Podríamos decir que es como una salazón, pero en líquido. Con este proceso se consigue que las concentraciones de agua y sal del alimento se igualen a las de la solución en la que está sumergido, otorgando un toque salado al alimento y deshidratándolo para una mejor conservación. El ejemplo más representativo del uso de la salmuera sería el de las olivas.

**Cocinar sin sal no es comer insípido**

Cuando a los pacientes les retiramos la sal de la dieta, como condimento, muchos se enfadan y algunos vuelven a la siguiente consulta incluso habiendo perdido peso porque la comida les resulta insípida. Sustituir la sal buscando mantener el sabor no siempre es sencillo, pero para ello Miguel nos propone que cambiemos el chip y encontremos sabores ácidos, cítricos y aromáticos usando condimentos y especias.

| ESPECIAS SIN SAL | CONDIMENTOS SIN SAL |
| --- | --- |
| Ajo | Limón |
| Cebolla | Lima |
| Pimienta negra | Aceites aromáticos |
| Orégano | Vinagre |
| Perejil | Mostaza seca |
| Tomillo | Harina |
| Comino | Sémola |
| Jengibre | Vainilla |
| Azafrán | Menta |
| Comino | Café |
| Albahaca | Sidra |
| Nuez moscada | Cerveza |
| Canela | Vino |
| Curry | Anís |

El papel de la sal como conservador de alimentos ha dado paso a una función de potenciador de sabor. El manejo de la sal en los restaurantes debe ser muy cuidadoso, ya que un exceso de la misma no es saludable y un plato salado es asqueroso.

—¿Cuánta sal usas en tu restaurante, chef?

—¿A la semana?

—Sí, a la semana, por ejemplo.

—En Cobo Evolución no llega a un kilo.

—¡No me lo creo! Si los platos están plagados de sabor. No hay nada insípido.

—¡Doctor! La sal potencia el sabor, pero no es el único ingrediente que lo hace, hay miles de condimentos. Como yo soy un científico, le propongo un reto: que condimente una ensalada de lechuga y tomate. Sin sal, claro.

—Facilísimo —me responde riéndose—. Tienes que aprender a hacer aceites aromáticos para tenerlos en casa. Ahí va un ejemplo que me encanta: calientas en una sartén aceite a ochenta grados y le echas unos elementos secos como chile, albahaca y perejil. Por cada dos tercios de aceite, uno de especias, evitando siempre las que se oxidan. Y esto lo usas para cualquier ensalada.

Cobo no se queda nunca quieto y su mente tampoco, así que, como le he pedido una receta, me da dos.

---

**Tomates asados, *mozzarella* y hierbas frescas**

(2-3 personas)

---

*Ingredientes*

• 4 tomates maduros tipo pera • 100 g de *mozzarella* rallada • 5 g de orégano • 150 ml de aceite de oliva suave • 4 dientes de ajo sin pelar • Pieles de limón

Sofríes los ajos rotos con piel y las pieles de limón sin que lleguen a dorarse. Metes los tomates partidos en mitades en el horno aliñados con el aceite de freír los ajos (si estás bien de tiempo, puedes dejar que infusionen 2 horas previamente). Sobre estos añades el orégano y la *mozzarella* rallada baja en sal y en grasas. Con el horno precalentado a 180 g, lo metes 20-25 minutos y tienes un plato rico, sabroso y saludable. ¡Ah! ¡Y ni una gota de sal!

Otro plato que siempre es muy socorrido pero que está muy malo tanto blando como insípido es la pasta. Ahora que sabemos cómo aromatizar aceites, aprovechamos este truco.

En la sartén ponemos aceite con ajo y cayena y sofreímos lentamente. Cuando esté dorado, echamos una buena salsa de tomate, orégano, albahaca, comino y pimiento en juliana.

—Salsa de tomate, ¿cómo? —interrumpo a Cobo, aunque sé que le pone nervioso, pero es que si no, no me entero.

—¡Hecha en casa, que no te enteras!

—Explícame cómo hacerla, pero con la misma paciencia que yo te cuento las enfermedades.

## Salsa de tomate casera

*Ingredientes*

- Cinco dientes de ajo • Una cebolla • 3 zanahorias • 2 puerros
- 2 kg de tomates muy maduros (o tomate natural en lata) • 350 ml de vino tinto • Sal al gusto • Azúcar al gusto

En una olla, rehogas os ajos machacados, la cebolla, las zanahorias y los puerros; añades los tomates pelados y lo rehogas todo. Viertes un buen chorro de vino tinto y lo dejas reducir durante 2 horas a fuego lento. Rectificas de sal y azúcar, lo trituras y tienes listo tomate casero para usar cuando quieras o para almacenar en la despensa. Atento, porque esta receta de tomate la usaremos en muchas elaboraciones y siempre será igual.

—¿Y la pasta?

—¡Serás cazurro! Dejamos que el tomate se cocine lentamente y lo mezclamos con unos macarrones al dente (previamente cocidos).

Hablando de especias, no podemos olvidar la joya de la corona: el curry. Aunque siempre nos viene a la cabeza que el curry es amarillo y siempre igual, existen miles de tipos, tantos como combinaciones de especias puedas hacer. Algunos ejemplos fáciles: un curry verde con albahaca, perejil, orégano, ajo, cilantro, citronela, galanda y jengibre; uno amarillo con azafrán y cúrcuma, o uno rojo con guindilla, pimentón y pimiento rojo. Todo ello mezclado en crudo o cocinado levemente con unas cucharadas de leche de coco. El curry es una elaboración perfecta para acompañar un pollo o unas verduras.

## Si te gusta lo recio, haz tus propios encurtidos

Una buena forma de comer sin sal es hacer encurtidos caseros. Los puedes tomar de aperitivo o como parte de cualquier plato.

Lo primero es preparar la base de acidulado. Hay varias maneras de hacerlo, pero nuestro chef nos propone un par de ellas.

| | |
|---|---|
| • 600 ml de amontillado, de Jerez o de vino blanco | • 50 ml de vinagre de arroz |
| • 600 ml de agua | • 70 ml de agua |
| • 200 ml vinagre de jerez | • 20 granos de pimienta rosa |
| • 100 g de azúcar | • Medio tallo de canela |
| • 10-12 hojas de laurel | • Una hoja de laurel |
| • Una cucharada de pimienta | • 10 g de azúcar |
| | • 6 tallos de perejil |

Con todos los ingredientes en una olla, subimos la temperatura hasta llevar a ebullición haciendo que se mezcle todo bien. Apagamos el fuego y ya tenemos la base lista para su uso.

En cualquiera de ellas podemos encurtir lo que más nos guste, pero teniendo en cuenta la dureza del ingrediente principal. Si sobre la base de acidulado queremos encurtir cebolla, debemos hacerlo en caliente porque es dura; si, por el contrario, preferimos usar alcaparras o pepino, que son blandos, los añadiremos cuando la base esté templada. Sea lo que fuere, cerramos el recipiente y lo dejamos cuatro o cinco días en la nevera antes de probarlo.

# 4

# Las piedras en el riñón, un problema de salud pública

## No, los riñones no duelen

Los cólicos nefríticos son una de las causas más frecuentes de consulta en los servicios de urgencias. Sin embargo, en contra de la sabiduría popular, los riñones no duelen. O no lo hacen casi nunca.

La zona lumbar está formada por muchas estructuras, pero sobre todo por los músculos de la espalda cuya misión principal es mantener el equilibrio, favorecer la sedestación y ayudar cuando pretendemos levantarnos. Cuando hay una lesión muscular a ese nivel, produce un dolor que puede confundirse, por la localización, con el de los riñones. Diferenciar un dolor muscular de uno puramente renal es muy relevante para indicar una exploración o incluso un tratamiento.

Entonces, ¿cuándo duelen los riñones? Solo lo hacen en dos ocasiones: por una litiasis renal o por una infección a nivel del riñón (pielonefritis). Y el dolor no tiene nada que ver con el muscular que se desencadena tras «un mal movimiento».

En la medicina defensiva de hoy en día, la exploración física ha perdido mucho de su valor. Aunque yo soy un médico joven, o al menos así me considero, me gusta explicarle a mis alumnos de Medicina cómo orientar un diagnóstico enunciando las preguntas adecuadas:

—¿Se le va el dolor hacia algún lado? —la irradiación del dolor hacia la ingle, como una serpiente que recorre la zona, es típica del dolor renal por litiasis o por infección.

—¿Cambia con la postura? —el dolor muscular cede con los cambios posturales o con analgésicos básicos; el del cólico, por el contrario, no.

—¿Ha tenido fiebre o cambios en la coloración de la orina? —es lo que discrimina definitivamente si nos encontramos ante una infección (por la fiebre) o ante una litiasis (orina oscura, con sangre), que una lesión muscular jamás tendría.

### ¿Por qué se forman piedras en los riñones?

La formación de piedras en los riñones es pura química y, por ello, una de cada dos personas en el mundo desarrollará al menos una vez en la vida un episodio de cólico renoureteral o nefrítico.

El concepto que explica las litiasis renales es la solubilidad. A lo largo de las tuberías que forman el riñón (túbulos renales) tiene lugar la concentración de la orina, por lo que las sales disueltas en ella pueden cristalizar. Cuanta menos agua haya disponible para disolver las sales que forman las piedras, más fácil será que precipiten. A este respecto, recientemente hemos conocido casos extremos de formación de piedras, como el que le ocurrió a una taiwanesa que sustituyó el agua por el té de burbujas (*bubble tea*), una preparación que consiste en mezclar la propia infusión con bolitas de tapioca y miel, y que le condujo a la formación de más de trescientos cálculos renales.

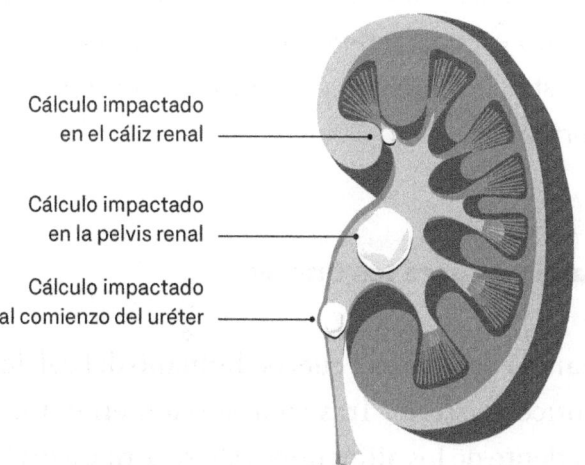

Cálculo impactado
en el cáliz renal

Cálculo impactado
en la pelvis renal

Cálculo impactado
al comienzo del uréter

Cuando la sangre llega al riñón y se filtra, encontramos algunos elementos que favorecen esa cristalización. Concretamente, el oxalato, el calcio y el ácido úrico. Y todos ellos se pueden regular con la alimentación para limitar que sus concentraciones sean demasiado elevadas en la orina.

Para poder adecuar la dieta y así evitar excesos, el primer paso es conocer qué composición tienen las piedras que nos afectan. En función del momento, disponemos de dos herramientas.

Si hemos sufrido un cólico renal y expulsamos el cálculo, podemos intentar recuperarlo y analizarlo. Si las piedras aún están en el riñón, es decir, se han detectado accidentalmente o fruto de un estudio por episodios previos, entonces se puede hacer un análisis de la orina de 24 horas. Este último análisis determinará qué sales está excretando el riñón y a qué concentración, estableciendo si alguna de ellas sobrepasa el límite normal.

## El calcio es para los huesos

El manejo que hace el cuerpo humano del calcio es un auténtico misterio. Tras su absorción en el intestino, procedente de los alimentos, este se dirige a los huesos para fortalecerlos. Hasta ahí, todo bien. Pero no es tan sencillo. La absorción intestinal de calcio aumenta en presencia de vitamina D, hormona que procede del sol y se absorbe a través de la piel. Esto ocurre hasta tal punto que los países con pocas horas de luz solar enriquecen sus comidas e incluso suplementan la alimentación con dosis de vitamina D para que los huesos no pierdan su fortaleza. Sin embargo, esto tampoco es suficiente. Una vez absorbida la vitamina D, tiene que activarse, y para ello requiere de dos pasos: uno en el hígado y otro en el riñón. Sin estos dos procesos, la vitamina D carece de toda función. Así que cuando una paciente tiene enfermedad renal, su vitamina D, por mucho que tome el sol, está inactivada y sus huesos son más frágiles.

El calcio no viaja solo, acostumbra a ir acompañado por el fósforo. Mientras que el calcio tiene como destino normal el hueso, el exceso de fósforo se elimina de forma exclusiva por los riñones. Por tanto, cuando disminuye la función de estos, se acumula un exceso de fósforo en la sangre. Este exceso de fósforo viajando por la sangre capta el calcio circulante, haciendo que este se deposite en la pared de los vasos sanguíneos y los calcifique. Los vasos sanguíneos pasan a estar recubiertos por calcio y se vuelven rígidos. La retroalimentación de este proceso hace que cada vez haya más calcio en los vasos sanguíneos, lo que finalmente puede llegar a obstruirlos y producir un evento isquémico (ictus, infarto...).

—
Los riñones filtran la sangre,
pero también regulan la anemia,
la calcificación de los huesos
y la presión arterial
—

## Los mitos litiásicos

### Primer mito: una dieta baja en calcio protege de tener piedras en el riñón

Desafiando a la lógica, el consumo de calcio excesivamente bajo promueve la formación de piedras. La explicación es muy sencilla. El calcio en el intestino tiene un papel importante en la absorción de los alimentos. Por su composición química, el calcio tiene la capacidad de unirse a determinadas moléculas, incluyendo el oxalato, impidiendo que se absorban y de esta manera se eliminen por las heces. Si disminuimos mucho su consumo, este proceso es menor y el oxalato, que es un gran cristalizador, se absorbe más de la cuenta, promoviendo que se formen los cálculos. Por eso se recomienda una dieta que tenga una cantidad moderada de calcio (en torno a un gramo diario) pero baja en oxalatos.

## Segundo mito: beber agua durante un cólico renal ayuda a eliminarlo

Una vez formada la piedra, esta tiene el reto de desplazarse por la vía urinaria hasta encontrar el exterior, el baño. En su progresión desde el riñón hasta la vejiga, a través del uréter, la piedra obstruye la salida de la orina, como en una tubería. Esto genera un aumento de presión por la retención urinaria que dilata el riñón y hace que duela con mucha intensidad. De hecho, el dolor de un cólico renoureteral es, para muchas pacientes, similar al de un parto.

Si en ese momento le recomendamos al paciente que beba agua, vamos a generar más fabricación de orina y, por tanto, un aumento de presión en la zona lesionada. No debemos confundir la recomendación de aumentar la ingesta hídrica para prevenir la formación de piedras, que sí es beneficioso, pues se incrementa la solubilidad y se evita la cristalización de los cálculos, con hacerlo en pleno proceso de expulsión de la litiasis.

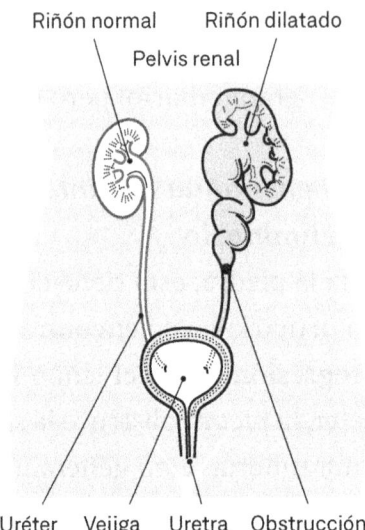

Riñón normal   Riñón dilatado
Pelvis renal

Uréter   Vejiga   Uretra   Obstrucción

## *Tercer mito: el consumo de sal no influye en la formación de litiasis renales*

A lo largo de los millones de tuberías microscópicas que componen los riñones, se absorben y excretan muchas moléculas que a su vez influyen en otras. El manejo de calcio en el riñón no es una excepción y su movimiento, que dará lugar a una mayor o menor eliminación, depende principalmente del sodio, es decir, de la sal.

El sodio que llega a estas microtuberías depende fundamentalmente de la cantidad de sal que comemos. En la zona de transporte de calcio, este debe hacerse con sodio, de manera que se realiza un intercambio entre una unidad de calcio y dos unidades de sodio. Si llega mucho sodio a esa zona, el organismo lo inter-cambiará por mucho calcio. De esta manera, la ingesta de sal influye también en todos los procesos que tengan que ver con el calcio, como son la formación de los huesos o las litiasis renales. Si una persona come una dieta rica en sal, el efecto neto será eliminar más calcio por la orina, con mayor probabilidad de generar litiasis renales e incluso de pérdida de calcio en los huesos, es decir, osteoporosis. Este transporte se puede contra-rrestar con algunos fármacos diuréticos (tiazidas), pero siempre intentamos que los pacientes reduzcan la sal en la dieta, que es mucho más saludable.

Así pues, reducir el consumo de sal genera benefi-cios evidentes en las cifras de presión arterial, pero tam-bién en otras situaciones desconocidas como en preve-nir la osteoporosis o reducir el riesgo de presentar un cólico renal.

### Cuarto mito: la vitamina D es para todos

Estamos muy acostumbrados a escuchar que muchas personas toman vitamina D para proteger sus huesos. Como hemos explicado al principio de este capítulo, la vitamina D, de origen solar, en el organismo es ca-paz de promover la absorción del calcio intestinal. En nuestro medio, su prescripción más conocida es en pacientes con osteoporosis.

Si bien es cierto que, en esos casos concretos, su administración está justificada, hay que ser cuidadosos con un exceso que pueda resultar tóxico. En pacientes que reciben luz solar de forma habitual (es decir, que salen de casa), en periodos con muchas horas de luz (verano, primavera) o en aquellos que no tienen problemas óseos, su prescripción puede generar más problemas que beneficios. De hecho, los expertos mundiales recomiendan que ni siquiera se mida la cantidad de vitamina D en sangre para evitar que algún osado recomiende su suplementación fuera de las indicaciones pertinentes.[7] Desde hace años hay una moda por recetar vitamina D a diestro y siniestro que no acabo de comprender.

Estoy recordando concretamente a un paciente que vi en 2018 en la consulta por litiasis de repetición. Había desarrollado veinte episodios de cálculos y por más que indagaba no era capaz de averiguar la causa. Tenía valores altos de calcio en sangre y en orina y el riñón lleno de piedras en la ecografía, así que de algún sitio estaba sacando semejante cantera. Le pedí que me trajera todo lo que tomaba, y para mi sorpresa emergió una caja de un complejo multivitamínico con alto contenido en vitamina D y que le resultaba tan agradable al sabor que ingería sin control. Solucionado el acertijo, un mes después de suspender las vitaminas, ni un solo episodio más de cólicos y el calcio normalizado.

## Dime lo que comes y te diré de qué son tus piedras

—Como me dijiste que hoy íbamos a hablar del calcio y de la leche, me acompañan Gema y Eddy, dos piezas fundamentales del equipo Cobo —me comenta Miguel.

—Perfecto —le respondo—, aunque lo que más me preocupa hablando de piedras en el riñón es el oxalato.

—No tengo ni idea de qué es y qué alimentos tienen oxalato, tío. Pensé que nuestra charla de hoy iba de desayunos y meriendas.

—Ni te preocupes, no son muchos, pero hay que tenerlos en cuenta —le digo, y a continuación enumero los más importantes.

La dieta tiene un papel clave en las litiasis renales. Me atrevería a decir que es de las enfermedades donde más impacto directo podemos encontrar si seguimos los consejos nutricionales.

Hay una recomendación muy evidente y que, como hemos explicado, tiene su origen en el mecanismo de producción de la propia piedra: el consumo de agua. Si no existe una contraindicación, solemos recomendar a los pacientes con litiasis que intenten consumir más de 3 litros de agua al día. Con ello, la orina estará más diluida y la probabilidad de formar nuevas piedras será menor.

En el caso de las litiasis más frecuentes, las de oxalato cálcico, debemos aplicar tres medidas principales: reducir el consumo de sal, limitar el consumo de alimentos con oxalato y evitar alimentos con excesivo contenido en calcio.

—¿Sabes que a mi madre le detectaron cólicos renales y el origen estaba en el cuello? —le digo a Cobo para captar su atención.

—¿Qué tiene que ver el cuello con el riñón? —me responde con cara de no entender nada.

—Mucho. En el cuello tenemos unas glándulas que se llaman paratiroides y que se encargan de dirigir el calcio por el cuerpo. Cuando estas glándulas se hacen grandes y pierden su control (hiperparatiroidismo), empiezan a extraer calcio del hueso y lo liberan en la sangre. Como la sangre pasa por el riñón, este detecta un aumento considerable de la concentración de calcio y trata de eliminarlo. Si en ese momento la orina no tiene solubilidad suficiente, se forma el cálculo. De hecho, muchos hiperparatiroidismos dan la cara en el primer episodio de cólico nefrítico.

—¿Y eso tiene solución?

—La tiene, pero te va a sorprender. Las paratiroides son cuatro. Cuando crecen, lo hacen a la par, así que la solución es extirparlas del cuello, y como son un órgano fundamental en la regulación del calcio, pero funcionan demasiado, se reimplanta media en el antebrazo.

—¿En el antebrazo? ¡Qué asco, tío!

—Ni siquiera se ve, pero al estar más a mano, si el paciente vuelve a tener problemas con el calcio, se accede mucho más fácil.

—Pero... y si funcionan de más, ¿por qué no se extirpan todas?

—¡Buena pregunta, chef! Si dejas a un paciente sin todas las paratiroides, le condenas a tomar ingentes cantidades de calcio durante toda su vida.

## El calcio y los lácteos en la dieta

Como me comenta Miguel, somos los únicos mamíferos del reino animal que tomamos leche después de ser destetados. Hace más de 12.000 años, en el Neolítico el consumo de leche era por estricta necesidad alimentaria. Hasta entonces, la ganadería no se había desarrollado, se cazaba para comer, pero en esa nueva era se empieza la crianza de animales y los homínidos se vuelven sedentarios. Surge el problema de la conservación de los alimentos para las épocas de menor disponibilidad. Y una de las primeras estrategias que descubren nuestros antepasados es la fermentación láctica y, con ello, el descubrimiento de los yogures y los quesos. Hasta entonces el consumo de calcio en la dieta era probablemente bajo, pero como apenas tenían cobijo, la vitamina D procedente del sol hacía su función en la absorción intestinal.

Aunque llevó siglos descubrir la fermentación láctica, hoy se puede hacer un yogur en casa. Las bacterias ácido-lácticas están presentes en la leche, entre otros alimentos, y tiene como función transformar la lactosa en ácido láctico, generando esa acidez característica del yogur.

Hacer yogur hoy, me explica Miguel, es muy sencillo. Basta con disponer de leche natural (no pasteurizada), una yogurtera que mantenga la temperatura constante entre 28 y 38 °C y un *starter* (bacterias seleccionadas y optimizadas que se pueden comprar en cualquier supermercado).

—Cobo, no compliques tanto a la gente —le reclama Gema—. Con solo una tarrina de yogur, y vertiendo leche poco a poco y con control de la temperatura, se te regenera todo el rato y te dejas de líos.

—Más fácil, imposible, desde luego —le agradezco a Gema—, ¿y el queso?

—Esto ya es un poco más complejo, necesitamos el cuajo —continúa ella, generándome la curiosidad deseada.

—¿El cuajo?

—Espera, espera... —Antes de que Gema pueda continuar, Miguel me cuenta la apasionante historia de cómo se descubrió el queso. Alimento que, por cierto, odio, pero eso es otro cantar—. El queso aparece de manera fortuita hace más de 10.000 años. Por aquel entonces, las mercancías se transportaban a lomos de los animales. Un mercader árabe tuvo la ocurrencia de atravesar el desierto después de almacenar la leche que debía vender en las tripas de un cordero sacrificado. Tras pasar unos días a la intemperie, con temperaturas elevadas, la leche fermentó y apareció el queso.

»Tal y como te explicaba Gema, la clave de la fermentación es el cuajo, una sustancia que se encuentra en la mucosa del estómago de los animales rumiantes en el periodo de lactancia y del que se obtiene esa primera cuajada, a la postre, el germen para la elaboración de los quesos. Esta misteriosa sustancia contiene quimosina, una proteína que desestabiliza la caseína de la leche y termina por formar el grumo o coágulo.

Hoy en día, no solo existe el cuajo animal, también hay vegetal (procedente de hojas de cardo o de la higuera) o microbiano (bacterias modificadas genéticamente). Con tantos tipos de leche y de cuajo, es normal que existan infinidad de quesos. Pero es que además difieren en la curación a la que se les somete. Cuanto más curado, más seco, ¡y más engorda!

---

**ALIMENTOS QUE HAY QUE RESTRINGIR EN LA DIETA**

---

**EVITAR:**
**Sal, suplementos de vitamina C\* y de calcio, ingestas elevadas de proteínas de origen animal**

......................................................................................................

**EVITAR:**
**Oxalato**
· Granos: salvado, pan integral
· Frutas: albaricoques, fresas, grosellas, kiwi
· Verduras: berza, puerro, espinacas, acelga, berenjena, remolacha, perejil
· Postres: chocolate
· Bebidas: leche de soja, hojas de té

......................................................................................................

| **REGULAR:** | |
| Calcio (cantidad recomendada diaria: 1.000 mg) | APORTE DE CALCIO |
| · Leche | · 250 mg/vaso de 200 mg |
| · Yogur | · 200 mg/100 mg |
| · Queso** | · 700-1.000 mg/100 mg |
| · Zumo de naranja | · 350 mg/200 mg |
| · Col y brócoli | · 100 mg/100 mg |
| · Sardinas enlatadas | · 300-400 mg/100 mg |
| · Tofu | · 350 mg/100 mg |
| · Orégano seco | · 1.500 mg/100 mg |
| · Espinacas | · 120 mg/100 mg |
| · Leche de soja | · 1.500 mg/100 mg |
| · Higos | · 180 mg/100 mg |
| · Garbanzos y judías blancas | · 140 mg/100 mg |
| · Cigalas, gambas y langostinos | · 220 mg/100 mg |

---

\* La vitamina C se debe evitar porque es el precursos del oxalato. ** Especialmente gruyère, emmental, roquefort, bola o manchego; bajo en calcio queso crema/brie.

## Unos postres sin miedo a los cólicos nefríticos

Con toda la información que me ha dado Cobo y sabiendo que el problema es el oxalato, Eddy y Gema me cuentan unas recetas de postres sin riesgo de formar piedras en el riñón. En esta ocasión les he pedido que sean muy sencillas ya que, aunque parezca mentira, muchos pacientes han dejado de comer estas exquisiteces durante años por unos malos consejos dietéticos. Y son tan accesibles para hacer en casa que merece la pena intentarlo.

---

**Flan de huevo** (4 personas)

*Ingredientes*

- 4 yemas de huevo • 4 huevos completos • 250 g de azúcar • 1 l de leche

En un bol mezclamos las cuatro yemas de huevo, los cuatro huevos completos, el azúcar y la leche. En una cazuela preparamos caramelo dorando azúcar y lo ponemos sobre unas flaneras (o un recipiente que tengamos por casa). Sobre el caramelo añadimos el preparado del bol y lo dejamos al baño maría durante 60-70 minutos a 170 °C.

**Un clásico arroz con leche** (2-3 personas)

*Ingredientes*
- 1 l de leche • 1 rama de canela • 1 cucharada de vainilla • 80 g de arroz • 200 g de azúcar • 100 g de mantequilla

En una cazuela calentamos lentamente la leche con una rama de canela y la vainilla (opcional) hasta que hierva. En ese momento añadimos 80 g de arroz y lo dejamos a fuego muy lento durante una hora y media, moviendo con frecuencia. Una vez pasado este tiempo, añadimos el azúcar y la mantequilla y lo dejamos al fuego 10 minutos más. Dejamos enfriar y está listo para comer.

—¿Quieres un truco para que no parezca demasiado clásico?

—Menuda pregunta.

—Al final de la elaboración, justo después de la mantequilla, añades veinte gramos de onzas de chocolate blanco.

—

Una buena alternativa
para hacer los postres si eres
intolerante a la lactosa es usar
la leche de coco

—

**Tarta banoffee** (3-4 personas)

*Ingredientes*

- 80 g de azúcar moreno • 2 plátanos • 550 g de nata • 1 vaina de vainilla • 1 hoja de gelatina • Sal al gusto

Infusionamos la nata con la vaina de vainilla. En una cazuela vertemos el azúcar moreno y, cuando está tostado, añadimos los plátanos troceados, removiendo todo bien para que se mezcle. Vertemos poco a poco la nata caliente, removiendo, y añadimos la gelatina previamente hidratada. Emulsionamos la mezcla y lo dejamos reposar un día antes de probar. Si queremos un toque crujiente extra, podemos triturar unas galletas y ponerlas de base.

A todos los postres se les puede quitar o reducir el azúcar sin que pierdan intensidad. Pero si queremos una macedonia con un poco de alegría, como este postre acostumbra a presentar, troceamos piña y melocotón en almíbar, una manzana, dos plátanos, una granada, medio racimo de uvas y un melocotón. Añadimos el agua del almíbar de la piña y el melocotón, un chorro de licor de manzana, la medida de un tapón de orujo blanco, una ramita de canela, pieles de naranja y de limón y zumo de tres naranjas y un limón. Posteriormente dejamos que macere en la nevera durante una noche. Con todo esto, al siguiente ya tenemos el postre típico de las Navidades de los años noventa en España.

## ¿Existe la leche sin lactosa?

El diagnóstico de intolerancia a la lactosa tiene su fundamento teórico en la pérdida de la enzima encargada de su metabolismo a lo largo de la vida. La lactasa se detecta en el organismo desde el nacimiento, pero con el crecimiento y, sobre todo, una vez culminado el desarrollo empieza a descender. A diferencia del resto de mamíferos, el ser humano es el único que consume leche durante toda la vida (y no solo durante la lactancia), así que nuestro organismo mantiene ciertas cantidades para poder metabolizar la lactosa. Sin embargo, en muchos individuos estos niveles son insuficientes para el consumo de lácteos, lo que se traduce en molestos síntomas como nauseas, flatulencias o diarrea. La industria alimentaria no quiso perder la oportunidad de seguir comercializando los productos lácteos incluso para intolerantes a la lactosa y elaboró la «leche sin lactosa». Pero eso es una incongruencia en sí misma ya que la leche no sería leche sin la lactosa.

—

La leche sin lactosa es, en realidad,
leche a la que se le ha añadido la enzima
lactasa, lo que facilita la digestión
de los intolerantes a la lactosa

—

## Tengo litiasis y no puedo comer verduras

En la consulta médica se acostumbra a prohibir sin dar alternativas. En el caso de las verduras y el oxalato, el paciente sale tan abotargado que, por no volver a tener un cólico, deja de comprar todo tipo de verduras. Y esa es una mala solución, pues erradica de su dieta un grupo de alimentos muy saludables en términos cardiovasculares. Seguro que este plato que describimos a continuación ayuda a recordar algunas de las verduras que sí se pueden comer.

**Menestra de verduras en velouté al azafrán sin oxalato** (2 personas)

*Ingredientes*

• 2 alcachofas • 100 g de cardo • 100 g de guisantes • 6 coles
• 1 patata agria • 100 ml de vino blanco • 300 ml de cocción de las

verduras • 1 blíster de azafrán • 1 diente de ajo pelado • 1 limón • Medio ramillete de perejil fresco • Harina

—Lo primero de todo, no seas guarro y limpia bien todas las verduras.

—Las pongo debajo del grifo, ¿no?

—No exactamente. Para limpiar las alcachofas, hacemos un baño con medio litro de agua, un ramillete de perejil fresco, el zumo de un limón y una cucharada de harina. Removemos todo y añadimos las alcachofas, pero una vez hemos pelado las hojas externas.

—¿Y eso?

—Eso lo hacemos para evitar que la alcachofa se oxide. Para el resto de las verduras es más sencillo. A las coles les quitamos las hojas externas, pelamos la patata, limpiamos el cardo con la ayuda de un pelador y extraemos los guisantes de sus vainas.

»Con todas las verduras listas, pasamos a la acción. Cocemos por separado las alcachofas (durante veinticinco o treinta minutos), las coles (durante siete minutos), los guisantes (durante cinco minutos), el cardo (durante veinte minutos) y la patata (durante treinta minutos). Todas las verduras en la misma agua porque el sabor se va conjugando entre todas ellas. Una vez están listas, se trocean según el gusto.

»En una sartén hacemos un sofrito de ajo y cebolla con un chorrito de vino blanco (que dejamos reducir), una pizca de harina y un vaso del agua sobrante de cocer las verduras. Dejamos que se caliente, añadimos las verduras, movemos para repartir por la sartén y en un minuto está lista la menestra sin oxalato.

—Pero ¡¿dónde vas, doc?!

—Chef, he quedado para jugar al tenis. Dame un poco de aire, que llevamos hablando dos horas.

—Mire, señor doctor, aquí se acaba cuando yo lo digo. Y no hemos acabado ¡ni la receta! Pobres de tus pacientes.

Reímos juntos, ese día no hay tenis porque la cocina nefroprotectora es una prioridad, así que dejo a mi querido amigo que continúe con su receta.

—Para hacer la *velouté* al azafrán, vertemos en una sartén un chorro abundante de aceite de oliva y dejamos que baile un ajo picado. Seguidamente, añadimos una cucharada sopera de harina y rehogamos durante un minuto. Añadimos medio blíster de azafrán y regamos con el vino blanco dejando que reduzca a seco. Habíamos reservado trescientos mililitros de agua de la cocción de las verduras para este momento en que lo juntamos con el resto de la elaboración y dejamos que hierva durante cinco minutos, y cuando ha espesado, añadimos las verduras cocidas, dejamos un último hervor, tapamos y dejamos reposar diez minutos. ¡Ahora sí!

—Pues yo creo que, por hoy, está todo listo. —Aprovecho el silencio que reina tras la larga conversación sobre los lácteos, el calcio y las litiasis para guardar mi ordenador en la funda, cuya batería ya protestaba por agotamiento.

—¡No! Había dejado una sorpresa para el final.

—«Qué aguante tiene este hombre», pienso mientras miro el reloj y dudo de querer seguir tomando notas.

—Eres insaciable, querido amigo, nuestros lectores te lo agradecerán —le respondo sin dudar de seguir nutriéndome de la energía de Miguel.

---

### *Pastisset* de calabaza (2 personas)

*Ingredientes*

- 250 g de calabaza • 200 g de azúcar • 100 g de harina de almendras • 2 huevos

¡Un trampantojo! Troceas la calabaza y la horneas dentro de papel de aluminio a 180 ºC durante media hora. Pasado ese tiempo, trituras y escurres la calabaza asada mientras añades el azúcar, la harina de almendras y los huevos. Lo colocas todo en un molde que tengas por casa, previamente

pincelado su interior con mantequilla, y lo horneas nuevamente a 180 °C durante 15 minutos.

—¿Qué te parece? —me pregunta Miguel.

—Un broche de oro para que nadie vuelva a tener
una piedra de oxalato cálcico en su vida —respondo—.
Nos hemos ahorrado todas las verduras y hortalizas
(berza, puerros, espinacas, acelgas, berenjena, remolacha...) y hasta el chocolate.

# 5

# El ácido úrico y su importancia en la sociedad actual

## Tengo gota

—¡Cómo vas a tener gota, hombre! ¡Si eso ya no existe! —escuché a una mujer que le decía al que impresionaba de ser su marido.

—¿Te acuerdas del dolor en el dedo gordo del pie que me despertó anoche?

—Como para no acordarme, menuda nochecita me has dado hasta que te he convencido de tomarte un ibuprofeno.

—Pues he ido a la doctora Muñoz, la médico de Atención Primaria...

—Sé perfectamente quién es. ¿Has ido tú solo?

—Claro, no aguantaba más. El caso es que me ha visto y resulta que tengo gota. ¡Como Carlos V! Y me ha mandado que vaya al nefrólogo y al reumatólogo. Estoy hecho un Cristo.

Esta conversación, en cierto modo parodiada para que resulte ochentera, es el pan nuestro de cada día en 2024. Aunque pueda parecer que la gota es cosa del pasado, y de hecho fue descubierta por los egipcios en el año 2600 a. C., ha seguido dando guerra hasta el presente.

Su vinculación con los excesos de comida y bebida hizo que se conociera como la «enfermedad de los reyes». Su importancia es tal que, en el año 1988, James Black, George Hitchings y Gertrude Elion recibieron el premio Nobel de Medicina por el descubrimiento de un fármaco capaz de disminuir los niveles de ácido úrico en sangre, el alopurinol.

Cuenta la leyenda que Carlos V murió de gota en el monasterio de San Jerónimo de Yuste en Cáceres. Si bien la historia no transcurrió así, puesto que la gota no es una enfermedad mortal, se ha certificado que sí la padeció. Investigadores españoles analizaron en el año 2006 la falange de la momia del emperador y comprobaron (y publicaron en *The New England Journal of Medicine*) que, efectivamente, tenía depósitos de ácido úrico.[8] Sin embargo, la causa del fallecimiento del monarca fue paludismo (malaria), que por aquel entonces era endémico de la zona. La gota que padeció Carlos V fue muy grave, hasta el punto de que en los últimos años de su vida ni siquiera era capaz de escribir él mismo su correspondencia y precisaba de un escriba que redac-

tara sus cartas. En cualquier caso, presentar hiperuricemia o gota suele ser un señuelo de malos hábitos y
acostumbra a acompañarse de hipertensión o diabetes.
El ácido úrico proviene de dos fuentes principalmente. La primera es del propio organismo, pues se
encuentra en las células (en forma de purinas). La segunda es la alimentación, formando parte de pescados
o bebidas alcohólicas. En su recorrido por el organismo,
alcanza el riñón, donde la mayor parte del ácido úrico
se excreta y elimina.

Desde un punto de vista teórico, cuando la concentración de ácido úrico en sangre se sitúa por encima de
6,8 mg/dl, alcanza el punto de solubilidad y precipita,
es decir, se cristaliza. Los sitios más frecuentes para que
esto ocurra son las articulaciones (provocando artritis)
y en el propio riñón (generando litiasis de ácido úrico).

**El marinero que no comía pescado**

Nunca se me olvidará la tarde que conocí a Oliver, un
marinero mercante jubilado de sesenta y dos años. Se
personó en mi consulta remitido por su médico de familia porque, según la analítica, presentaba alteraciones en la función renal. Nada más atravesar la puerta
que daba acceso a la sala donde pasaba visita, su aspecto

físico me llamó la atención. Era alto y delgado como un pívot de baloncesto. Llevaba una barba de años de evolución, canosa y revuelta, que con total seguridad no había recibido cuidado alguno en lustros. Sobre la cabeza, pese a ser primavera, lucía un gorro de lana negro despeluchado bajo el que se entreveía un pelo canoso y ondulado. Venía demasiado abrigado, a simple vista llevaba puesto un jersey grueso y un abrigo impermeable de plumas.

—Buenos días, doctor —me saludó con un evidente acento gallego.

—Querrá decir, buenas tardes —le corregí en busca de una confianza inicial por la vía de la comedia.

—Ah, eso. No sé ni en qué día vivo. Desde que me jubilaron hace seis meses no doy pie con bola.

—¿A qué se dedicaba? —le pregunté como parte de la historia clínica sin querer ocultar cierto interés cotilla.

—Era marinero, marinero mercante. Me pasaba la vida en el mar. De un lado al otro del mundo.

—Y ahora siempre en tierra, ¿verdad?

—Así es, pero no me apaño. Y encima mire, me mandan porque parece que el riñón no me funciona —me dijo alargándome una analítica de sangre.

Si a este paciente lo hubiera visto dos años antes, no me imagino sus valores de ácido úrico en sangre, pero ese día tenía 17 mg/dl, algo que sobrepasa los límites que mi vida profesional me había brindado.

—¡¡Dios mío!! Oliver, tiene usted el úrico por las nubes. ¿Nunca ha tenido gota?

—Pues la verdad es que no lo sé. No sé muy bien qué es eso.

—¿No ha presentado un dolor muy agudo en alguna articulación, tipo rodilla, pie, tobillo...?

—Sí, siempre tengo dolores, desde hace años. De hecho, cuando empecé a navegar, hace más de cuarenta, me empezaron a salir unos bultitos en los codos y en los dedos de los pies y las manos que a veces son muy molestos. ¿Se los enseño?

—Claro —le dije mientras él empezaba a quitarse todas las capas.

El espectáculo era dantesco. Oliver tenía tofos como solo los libros antiguos de medicina reflejaban. Tenía un cuerpo del siglo pasado. Y lo más sorprendente era que su umbral del dolor era tan elevado y se había acostumbrado de tal manera a las molestias de los tofos que ni siquiera le llamaba la atención.

—Estoy impresionado, ¿le importa si le hago unas fotos a tus lesiones?

—Sin problema, pero ¿qué es lo que tengo?

—Tienes tofos, acumulaciones de ácido úrico —le dije mientras pensaba en la causa de semejante cuadro clínico.

—¿Y eso por qué puede ser?

—Pues mire, tener el ácido úrico alto tiene una parte hereditaria y una influencia de la dieta. ¿Hace algún tipo de alimentación especial?

—Desde que me jubilaron, mi hija viene a comer casi a diario y se encarga ella de hacer la comida.

—Oiga, Oliver, ¿y en el mar?

—¡Qué cree, doctor! En el mar, me inflaba a marisco. Solo comía eso.

Sin duda, Oliver fue el caso más espectacular de cuantos he visto jamás. Únicamente le faltó acompañar sus opulentas mariscadas con cerveza, pero en ese caso se abstuvo de bebidas con alto contenido en ácido úrico y brindaba con agua en alta mar.

El día que conocí al marinero y le empecé a tratar pensé que sería el primer capítulo de un eventual libro sobre casos extremos en medicina.

## Un ataque agudo y prevenir las recaídas

La elevación de ácido úrico (hiperuricemia) es, en general, asintomática. Sin embargo, cuando el dintel supera su límite de solubilidad (6,8 mg/dl), puede ocasionarnos un ataque de gota. En ese caso, el tratamiento es el uso de antiinflamatorios. Sin embargo, sabemos que muchos de ellos son peligrosos para el riñón.

—

Preservar la salud renal incluye
limitar los antiinflamatorios.
Los analgésicos más seguros son
el paracetamol, el nolotil o,
en situaciones graves, los corticoides

—

Además de producir gota, la hiperuricemia hace que el riñón fuerce su eliminación por la orina, pudiendo ocasionarnos cálculos de ácido úrico.

Dado que la depuradora de ácido úrico son los riñones, la enfermedad renal aumenta el riesgo de que presentemos hiperuricemia y gota. Así pues, la relación entre el ácido úrico y los riñones sería equiparable a la de una pescadilla que se muerde la cola.

Para evitar las consecuencias de mantener una hiperuricemia en el tiempo, disponemos de fármacos con capacidad para descender los niveles de ácido úrico. Sin embargo, sabemos que la alimentación sí puede jugar un papel relevante en el control de la hiperuricemia, y, por qué no decirlo, los fármacos, por muy seguros que sean, siempre tienen algún riesgo; las medidas dietéticas, no. Así que implementarlas es una necesidad que en muchas ocasiones pasamos de largo.

Dentro de los alimentos que debemos controlar se encuentran los que son ricos en purinas y fructosa, pues estas moléculas se transforman a ácido úrico en el organismo.

---

**Alimentos ricos en purinas**

---

Pescados azules: sardinas, anchoas, arenques
Vísceras
Marisco
Cubitos de caldo
Bebidas alcohólicas (cerveza)

---

**Alimentos ricos en fructosa**

---

Alimentos industriales endulzados

---

Como siempre que limitamos algo a un paciente, el fundamento para que cumpla es darle una alternativa que satisfaga su prohibición. Quizá esto es extensible a todo en la vida, pero centrándonos en el tema de la alimentación, he estado comentando con Cobo los beneficios del pescado blanco como sustitutivo de los mariscos y de los azules. Lo increíble es que yo desconocía por completo la historia que le llevó a la fama culinaria, el Restaurante el Vallés de Briviesca.

## La historia del Vallés

—Borja, hoy te voy a contar la historia de mi familia —me comenta Miguel—. Y te voy a dar una receta que, si me enterara que has contado, tendría que matarte —añade con su buen humor habitual.

—Intentaré entonces que quede reflejado con cariño —le respondí con la confianza de haber pasado ya varias horas hablando.

En 1942, un matrimonio vasco-madrileño inaugura el Restaurante el Vallés en Briviesca, un pueblo al norte de la provincia de Burgos. Durante los primeros años nutren su cocina de comida casera, muy bien elaborada y con productos de la región castellana y de la limítrofe Cantabria. Tras una década abierto, en los años cincuenta el Vallés se convierte en el gran emblema de la merluza, alcanzando tanta fama que era una parada obligatoria para todo aquel que surcara el norte de la Península por la carretera nacional N-1. Hacían las mejores merluzas de España, tenían una receta secreta y un género inmejorable; cocinaban piezas de hasta nueve kilos traídas directamente del puerto de Santander.

—¿Sabes cómo se puede identificar si la merluza es fresca? —Cobo interrumpe el relato de golpe—. Dos trucos: que tengan baba y que la ventresca no sea amarilla, pues eso significa que está oxidada. La merluza debe ser transparente.

El Restaurante mitificó la receta de la merluza, llegaron a vender más de doscientas por servicio. Y la clave era su elaboración, que años más tarde Miguel y su familia seguirían usando como base cuando el negocio cayó en sus manos.

Lo primero era calentar aceite a muy alta temperatura en las gigantes parisienes. Mientras alcanzaba temperatura, golpeaban un par de veces la merluza, la enharinaban y la pasaba por huevo. Con el aceite humeante, ponían a freír la merluza y cuando la parisién estaba hasta arriba de pescado, las retiraban del fuego permitiendo que el aceite bajara de temperatura. Este aceite a baja temperatura confitaba la merluza, pero sin dejar escapar sus jugos, pues estos quedaban limitados por el fino rebozado. Al presentar la merluza en el plato, la fina capa de harina se quebraba liberando todos sus jugos en una explosión de sabor.

—

Miguel Cobo alcanzó la cima
culinaria gracias a la revolución
en el cocinado de la merluza

—

## Un rape con sabor a marisco

La historia familiar del Vallés fue el punto de inflexión en nuestra relación. Noté que la confianza crecía y los dos estábamos a gusto en nuestras conversaciones científico-culinarias. A pesar de nuestros horarios, no faltábamos a nuestra cita semanal para aprender el uno del otro.

—Como los pacientes con gota tienen muy limitado el marisco, he pensado que quizá un buen sustitutivo es el rape. Para mí es el pescado que más se asemeja a los mariscos, sobre todo a las gambas o al bogavante.

—El rape está tan rico que se puede comer sin necesidad de ninguna elaboración. Es un poco como el rodaballo en dureza y sabor. Pero si quieres una receta con un poco más de intríngulis...

—Dale.

---

### Rape del Cantábrico en salsa verde (2-3 personas)

*Ingredientes*

400 g de rape negro • 1 cebolla • 2 dientes de ajo • 120 ml de vino blanco • 300 ml de *fumet* de pescado • 50 ml de aceite • 2 huevos • Medio ramillete de perejil • Harina • 1 guindilla cayena • Aceite de oliva

**Para el *fumet***

*Ingredientes*

- 300 g de raspas de pescado • Media cebolla • Una zanahoria
- Medio puerro • Perejil al gusto

—Salpimentamos unos buenos medallones de rape (de dos dedos de grosor) que, opcionalmente y para que no se desmigajen, enharinamos y pasamos por huevo. Los freímos en una sartén con mínimo aceite y los reservamos. En una olla baja, con un dedo de aceite, pochamos cebolla cortada en *brunoise*, ajo y guindilla, todos picados, ya sabes que esto es la base de la cocina. Cuando esté listo, añadimos dos cucharadas soperas de harina y movemos, sin dejar que se tueste, durante un minuto, para seguidamente verter perejil picado muy fino y el vino blanco. En ese momento dejamos reducir, ¡sin tocar la olla! Cuando haya bajado, añadimos un *fumet* de pescado.

—Chef, ¿cómo se hace el *fumet*?

—Perdona, es tan sencillo que se me ha pasado. En una olla añades las raspas de pescado, la media cebolla, la zanahoria, el medio puerro, perejil al gusto y un poco de sal, pones a hervir y lo cuelas todo.

—Era fácil, sí.

—Una vez que has añadido el *fumet* y ha reducido, metes los medallones de rape unos tres o cuatro minutos. Dejamos reposar, como todos los buenos guisos, y está listo para servir. Por cierto, ¿por qué has elegido el rape? Lo de que sabe a marisco...

—¿Alguna sugerencia?

—No lo cuentes, pero si quieres un sabor a marisco, a percebe, el truco es usar alga codium. La troceas y al final de la cocción la añades, tus invitados alucinarán cuando les digas que no has usado ni un gramo de marisco.

Ese día Cobo me contó muchas cosas de su vida y de cómo se había forjado lo que es hoy. Me dio una lección de la cultura del esfuerzo, pero también supo reconocer, con la misma sencillez y transparencia, los errores que había cometido. Hablamos de Cobo Vintage y de la primera gala Michelin en la que consiguió la primera estrella; de su paso por la tele y *Top Chef*, e incluso me contó las veces que su vida personal había peligrado por su trabajo. Es un creador incansable que se ha hecho a sí mismo y que tiene una virtud enorme, confía mucho en él, pero, sobre todo, cuida a su equipo más que a nadie. Sin embargo, había algo que todavía no terminaba de encajar.

—Cobo, estabas creciendo a lo bestia, ¿por qué dejas Vintage y te lanzas al proyecto Evolución?

—Quería algo diferente, algo que nadie hubiera hecho, y al entrar en el Museo de la Evolución fue un punto de inflexión en mi carrera y en mi vida. Yo estaba buscando un hilo conductor y la evolución me llegó. Juan Carlos (Díez Fernández-Lomana) y Eudald (Carbonell) entraron por la puerta y me ofrecieron visitar Atapuerca de su mano, y eso cambió todo. A mí siempre me interesó la historia: cuando visitaba el acueducto de Segovia, el Museo de Historia de Londres... me imaginaba la vida en esos momentos y quería saber más. Y me di de bruces con Burgos y todo lo que supone en la historia. Y encima de la mano de dos gigantes del conocimiento.

—Lo cuentas con una emoción que se contagia, chef.

—Te propongo algo, ¿nos vamos al Museo de la Evolución y que nos lo cuenten ellos?

Dicho y hecho. Nos citamos con Carlos y Eudald dispuestos a entender y a profundizar un poco más; su visión era vital para integrar alimentación y evolución. Nada más llegar, Carlos nos saludó con una de sus grandes frases y que, en realidad, es el lema del restaurante de Miguel: «Evolución es el resultado de investigación científica y vanguardia gastronómica, es la síntesis del camino recorrido por los seres humanos para aunar alimentación y placer»; para después seguir con una auténtica clase que nos puso a los pies de nuestra existencia.

—La alimentación es nuclear en la existencia puesto que nos da la energía necesaria para vivir. Los nutrientes son el combustible que nos ha permitido convertirnos en una especie exitosa. Como *Homo sapiens*, somos el resultado final del largo camino. Estar vivos y producir nuevos seres es un fenómeno biológico, pero también cultural, ya que nos obliga a conseguir alimentos y generar estrategias para lograrlo. No debemos olvidar que el medio condiciona, y así se puede ver en todas las estancias del Museo de la Evolución. Hemos tenido que adaptarnos a las circunstancias y crear ambientes que faciliten la obtención de los nutrientes que necesitamos. Hemos llevado la alimentación a esferas cognitivas, emocionales, lo hemos integrado socialmente, la hemos tecnificado y, en suma, conseguimos placer con la cocina. Y esto nos diferencia de otros seres vivos.

Eudald atiende a las reflexiones de su colega y, cuando termina, pide la palabra con un leve ademán:

—No os olvidéis que la alimentación es algo muy importante para las comunidades humanas porque nos permite entender cómo hemos sido. El noventa y nueve por ciento del tiempo hemos sido cazadores-recolectores, lo que estableció las estructuras sociales. Y solo un uno por ciento hemos dependido de la agricultura y la ganadería junto con la pesca (que empezaron los neandertales hace ochenta mil años), que reestructuró todo lo que hasta entonces había sido el ser humano. Y la única razón para todo ello fue, sin duda, la alimentación.

Aquella jornada fue una de las más importantes de este proyecto Cobo-Quiroga y casi diría que, emocionalmente, fue para nosotros el acicate definitivo para pulir las aristas que nuestro libro necesitaba.

# 6

## El potasio y su relevancia en el corazón

COBO ME ANULÓ VARIAS CITAS PORQUE, como media España, había pillado una gripe en mitad de las Navidades. Tuvimos que reorganizar en la semana siguiente lo que nos quedaba pendiente, así que el día 5 de enero, antes de la Cabalgata, nos citamos para hablar sobre el riñón. Nada más quedar, espídico, me contó lo que desayunaba:

—Borja, yo según me levanto me tomo dos plátanos, ciento cincuenta gramos de almendras y un yogur con proteínas.

—Pues si tuvieras enfermedad renal, se te pararía el corazón.

—¡Qué dices! Yo tengo unos riñones estupendos.

No tengo ni idea de cómo tiene los riñones Miguel, pero si un paciente de los míos, con enfermedad renal, se toma semejante sobrecarga de potasio, lo más probable es que sus músculos dejen de funcionar. El potasio es un ion muy conocido por dar calambres. ¡Quién no ha visto a Rafa Nadal comer plátanos en los partidos a cinco sets! Los deportistas se han vuelto más sofisticados y han cambiado la fruta por batidos con los electrolitos que ellos desean, pero, a fin de cuentas, sus equipos saben que, si el potasio baja, tienen calambres, y si tienen calambres, no pueden competir.

El potasio es un catión (ion con carga positiva) muy curioso, ya que en sangre se encuentra en concentraciones bajas, pero con unos límites muy estrechos, de manera que si estos se superan por arriba o lo hacen por abajo, dan síntomas de manera inmediata. Su función principal es la contracción muscular, y tanto si su concentración es baja como si es alta, paraliza los músculos, incluyendo el más importante, el corazón.

## Por qué me sube el potasio

El potasio está en los alimentos. Alcanza el tubo digestivo, donde se absorbe y se internaliza en el organismo hasta que es eliminado por el riñón. La fuente principal de potasio es, por tanto, la dieta. Además, algunos fármacos fundamentales en determinadas enfermedades del riñón y del corazón pueden subir los niveles de potasio, lo que es una desgraciada paradoja, pues en ocasiones limitan su uso, y, por tanto, su efecto positivo.

Dada su mala fama, es bastante habitual que a los pacientes se les someta a dietas bajas en potasio sin atender a que precisamente los alimentos ricos en potasio son las más saludables.

| Alimentos ricos en potasio | Alimentos pobres en potasio |
| --- | --- |
| **FRUTAS** | |
| Aguacate | Manzana |
| Plátano | Cerezas |
| Melón | Arándano |
| Dátiles | Uvas |
| Higos | Melocotón |
| Kiwi | Frambuesas |
| Mango | Fresas |
| Naranja | Mandarina |
| Granada | Sandía |
| Pasas | Piña |
| Frutos secos | |
| **VERDURAS** | |
| Alcachofa | Espárragos |
| Bambú | Judías verdes |
| Calabacín | Coliflor |
| Remolacha | Maíz |
| Brócoli | Pepino |
| Zanahoria | Berenjena |
| Lentejas | Lechuga |
| Espinacas | Cebolla |
| Calabaza | Guisantes |

**OTROS ALIMENTOS**

| | |
|---|---|
| Tomate | Perejil |
| Patata | Café y té |
| Chocolate | Arroz |
| Mantequilla de cacahuete | Fideos |
| Soja | Pasta |

Si echamos un vistazo a los alimentos ricos en potasio, vemos que las verduras y las frutas copan los puestos etiquetados como tales. Así que restringirlos de la dieta no es una buena idea.

En nuestra ansia por prohibir, cuando un paciente acude a la consulta con el potasio alto, le entregamos, sin pensar en alternativas, los alimentos que no puede comer. Quizá sería más interesante detenernos un poco más e instruirle sobre algunas sencillas técnicas que puede aplicar a los alimentos para reducir su contenido en potasio sin tener que erradicarlos de su dieta.

**Reducir el potasio de la dieta sin eliminar alimentos saludables**

- Poner a remojo los alimentos y cambiar el agua cada cierto tiempo antes de cocinarlos
- Trocearlos para que haya más superficie en contacto con el agua y se elimine más potasio
- Hervir los alimentos con un recambio de agua a mitad de la cocción.
- Usar alimentos frescos congelados
- Si son conservas, desechar el líquido y lavar con abundante agua antes comer

Un factor decisivo para una correcta valoración del contenido de potasio en los alimentos es la cantidad de fibra que acompaña a este elemento. Es importante considerar que cuanta más fibra tenga un alimento, menos potasio se absorberá en el organismo, puesto que, como bien saben nuestros amigos con estreñimiento, esta acelera el tránsito. Estos alimentos son precisamente los más saludables y, por tanto, en caso de precisar una dieta baja en potasio, podríamos seleccionar con más seguridad aquellos ricos en fibra.

## Qué nefrólogo no ha dializado por culpa del potasio

Cuando cada mes de mayo los nuevos residentes de primer año inician su andadura profesional en el hospital, los que sabiamente han decidido elegir Nefrología reciben, como instrucciones iniciales, las emergencias que deben reconocer. A la cabeza de ellas se sitúa, sin duda, la elevación de potasio en sangre o hiperpotasemia.

—Me voy a descansar —aún recuerdo las palabras de mi adjunta en la primera guardia que hice de residente.

—Eh, vale, pero ¿y si me llaman por algún paciente? —respondí atemorizado al verme en soledad con el busca de la guardia.

—Me llamas, pero solo si es una hiperpotasemia grave.

Como arma que carga el diablo, aquellas palabras premonitorias dieron lugar a la primera situación de riesgo que corrí en mi vida hospitalaria.

—Hola, ¿eres el nefrólogo de guardia? —el médico de la urgencia sonó nervioso al otro lado de la línea.

—Sí, bueno, soy el R-1 (acrónimo de residente de primer año) —le respondí nervioso.

—Te llamo desde el cuarto de emergencias, tenemos un paciente con un potasio muy alto.

Raudo, avisé a mi adjunta y bajamos corriendo a valorar al paciente. Eran las cuatro de la madrugada y no había un alma por el hospital. Al llegar a la sala de emergencias, el paciente presentaba un estado general pésimo, el corazón le latía muy lento —apenas a una frecuencia de treinta latidos por minuto—, así que no quedaba otro remedio que intentar bajar aquel potasio tan alto.

—¡Nos lo subimos a dializar! —me gritó la adjunta mientras le colocábamos un marcapasos transitorio para asegurar que no se le pararía el corazón—. Avisa de que preparen todo.

Un hospital es un magnífico ejemplo de movimiento coral que se activa especialmente en las emergencias. Este caso no fue menos y, para tranquilidad del lector, todo fue bien.

Lo primero que hicimos fue canalizar un catéter en la pierna del paciente —en la vena femoral— para poder sacarle la sangre, dializarla y devolvérsela «limpia». La diálisis salva vidas, y a los 30 minutos el paciente estaba consciente, hablador y con excelente estado general. Su potasio había dejado de ser tóxico para sus músculos.

«Para que luego digan que la Nefrología es aburrida», pensé orgulloso de haber elegido una especialidad tan completa.

—Entonces, doctor, ¿me voy a quedar en diálisis toda la vida? —la pregunta del millón no tardó en llegar.

—No, Damián, hoy le hemos tenido que hacer una sesión urgente porque ha tenido una subida muy acusada de potasio y eso es tóxico para el cuerpo. Pero el riñón es un órgano que se recupera en muchas de las ocasiones tras una lesión aguda, pudiendo volver a funcionar con normalidad. Las diálisis crónicas están reservadas para los pacientes que tienen una enfermedad renal crónica y que ha progresado irreversiblemente.

**No quiero dializarme**

—El riñón está dejando de funcionar y tenemos que empezar a plantearnos la diálisis.

—Ni hablar, prefiero morirme.

Este diálogo no necesita de un protagonista porque es universal. Uno a uno, todos los pacientes, cuando ven su vida abocada a depender de una máquina, prefieren morirse. Y no es una hipérbole, es una realidad. Si no te dializas cuando tus riñones funcionan menos de lo que el cuerpo demanda, te mueres. En días. O en horas.

La primera sesión de diálisis en España tuvo lugar en Barcelona en 1957. Las rudimentarias técnicas que en los años sesenta y setenta acompañaban las diálisis de un elevado número de complicaciones y una exagerada mortalidad evolucionaron hasta las actuales, en las que, sin ser lo más fisiológico, intentan acercarse de la manera más precisa a un «riñón artificial». Antes de que existiera la diálisis, a los pacientes con insuficiencia renal se les practicaban sangrías, es decir, se exanguinaban con la intención de eliminar las sustancias tóxicas de la sangre. La supervivencia en la era anterior a la implantación de la diálisis apenas alcanzaba una semana, lo que contrasta con los datos actuales, en los que algunas personas sobreviven más de cuarenta años.

Llegar a la etapa de diálisis es muy doloroso a todos los niveles. Más de la mitad de los pacientes en diálisis tienen rasgos de depresión. Por eso la prevención es la clave.

Los riñones se pueden lesionar de dos maneras: aguda o crónica. La insuficiencia renal aguda ocurre por tres razones principales. La primera es porque algo que hemos ingerido, normalmente fármacos, daña algunas células del riñón. La segunda es, coloquialmente, porque la sangre llega con poca fuerza o cantidad al riñón (sangrado abundante, deshidratación o hipotensión). La tercera es porque la orina, una vez fabricada, sale por las tuberías (uréteres) y llega a la vejiga para terminar siendo expulsada por la uretra hacia el exterior. Cualquier obstrucción en este complejo alcantarillado (piedras, tumores o la próstata) impide la salida normal y lesiona los riñones. La buena noticia es que todas estas situaciones suelen recuperarse si tratamos adecuadamente la causa.

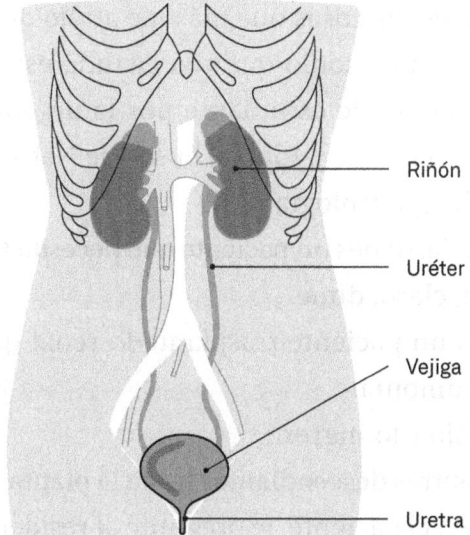

**COMPONENTES DEL SISTEMA URINARIO**

Riñón

Uréter

Vejiga

Uretra

El peligro es la enfermedad (o insuficiencia) renal crónica, puesto que la labor del nefrólogo es intentar que
no progrese. El riñón se puede dañar de forma crónica
por dos tipos de enfermedades: las primarias (aquellas
que afectan de manera principal al riñón) o las secun-
darias a otras patologías, como la diabetes, la hipertensión arterial o el lupus. Y en todas ellas es vital que
el funcionamiento de los riñones se evalúe periódica-
mente puesto que existen estrategias que pueden frenar
el daño y sus consecuencias.

Si el devenir renal condiciona que requiramos diálisis, el nefrólogo pasará a formar parte de nuestra familia, pues lo veremos con más asiduidad que a la mayoría de nuestros congéneres.

Una de las cosas que más me atrajo de la especialidad fue un episodio que viví cuando estaba haciendo
una rotación de estudiante por la urgencia. Eran las
cinco de la tarde y sonó el busca de Nefrología.

—¿Sí? ¿Nefrología?

—Hola, tienes un paciente que necesita tu valoración.

—Sí, claro, dime...

—Es un paciente trasplantado renal que viene por
una neumonía.

—Bajo y lo ingreso.

Mientras descendíamos hasta la planta -1, donde nos
esperaba el paciente, le pregunté al residente de Nefro-

logía por qué íbamos a ver a aquel paciente si tenía una neumonía. Su respuesta me abrió los ojos, los oídos y, sobre todo, la mente:

—Borja, el nefrólogo es como un internista, pero que además tiene su parcela propia. Nosotros debemos saber de todo porque el paciente de diálisis o el trasplantado renal tiene de todo, igual que la población general, pero ellos lo manifiestan de otra manera. Por ejemplo, nuestros pacientes tienen las defensas más bajas, así que las infecciones les afectan más y hay que utilizar antibióticos diferentes. Por eso vamos a ingresar la neumonía de este paciente en Nefrología. Es donde mejor puede estar.

Una vez alcanzada la etapa en la que el paciente necesita diálisis, disponemos de dos técnicas, que además pueden hacerse en casa.

La hemodiálisis, que es la más habitual, consiste en extraer la sangre del cuerpo y limpiarla en una máquina. La segunda es la diálisis peritoneal, que siempre se realiza en casa y en la que, a través de un catéter en el abdomen, se infunde líquido «limpio». Tras unas horas de reposo, se vuelve a extraer este líquido, pero ahora ya contiene las sustancias de desecho.

Cuando un paciente sufre una enfermedad renal, la diálisis permite mantenerlo con vida. No existe una máquina artificial con tanta efectividad en términos de supervivencia. Sin embargo, el objetivo de los pacientes con enfermedad renal debe ir encaminado a un trasplante renal.

España es, año tras año, líder en donación de órganos. En el año 2022, nuestro país alcanzó una tasa de donación de 47 donantes por millón de población, situándose nuevamente como primera potencia mundial. Según datos del Ministerio de Sanidad, en España se efectuaron, en el año 2022, 3.404 trasplantes renales, 1.159 hepáticos, 311 cardiacos, 415 pulmonares, 92 pancreáticos y 4 intestinales.[9]

Cuando acabé la consulta (era viernes) me dirigí a Burgos para pasar el fin de semana. El sábado estuve en el Restaurante Cobo Estratos comiendo con mi familia. Como a mi amigo Miguel le gusta saber de todo, le conté que estaba escribiendo este capítulo y, tras pensar un poco, se ha puesto manos a la obra con el potasio, sobre todo pensando en los pacientes en diálisis que son los que tienen un riesgo más alto de acumularlo.

### Un arroz con verduras sin una gota de potasio

Como ha estado unos días sin trabajar, Miguel anda muy liado, así que lo observo mientras cocina y voy tomando notas de un arroz con verduras que nos viene de lujo para nuestra dieta baja en potasio. Lo he convencido de que ingentes cantidades de potasio en la dieta pueden ser perjudiciales, así que vamos a rebajar su contenido en la siguiente elaboración.

Elegimos verduras bajas en potasio que previamente, para bajar su contenido, lavamos un par de veces. Se pueden escoger las que más nos gusten; de hecho, Cobo ha seleccionado algunas de temporada: trigueros, judías y coliflor.

---

**Arroz con verduras** (2 personas)

*Ingredientes*

- 80 g de trigueros • 80 g de judías verdes • 80 g de coliflor • 3 dientes de ajo • Aceite de oliva • 60 g de arroz

---

**Consomé de gallina para la cocción**

*Ingredientes*

- Una carcasa de pollo • Un muslo de gallina • 300 g de morcillo
- Un hueso de vaca • Media cebolla • 1 zanahoria • Medio puerro
- 2 dientes de ajo

Tras pelar las verduras, se rehogan los recortes en una sartén con un poco de aceite. Preparamos el consomé de gallina añadiendo todos los ingredientes con dos dedos de agua y dejando que se cueza durante 45 minutos en una olla a presión. Una vez hecho, vertemos 140 ml del consomé de gallina y añadimos los recortes de las verduras. Dejamos que cueza durante 30 minutos.

A la vez, en una sartén sofreímos los ajos con medio dedo de aceite y añadimos el arroz. Cuando el grano cristaliza, regamos el arroz con dos tazas del caldo que habíamos elaborado con los recortes de las verduras. Dejamos cocer a fuego medio y, cuando lleva 7 minutos, añadimos las judías y la coliflor; cuando pasen 14 minutos, añadimos los trigueros, todo bien troceado. Desde ese momento, dejamos 4 minutos más de cocción y el arroz está en su punto para comer.

—Si no quieres que las verduras estén con un punto de dureza, se pueden cocer por separado, cada una en su punto y añadir cuando al arroz le quede un minuto —puntualiza Miguel al acabar.

## El magnesio: ¿moda o realidad?

El magnesio es un mineral que ha alcanzado gran fama en los últimos años. Quien, a propósito de la moda del *running,* haya participado en alguna carrera popular habrá podido encontrar suplementos de magnesio en la bolsa publicitaria que entregan al inscribirse.

Es un elemento abundante en la naturaleza y presenta funciones relevantes —y muy desconocidas— en nuestro organismo. Las dos principales son su implicación en la contracción muscular y su importancia en la calcificación de los huesos.

A pesar de su notabilidad, alcanzar los niveles mínimos diarios (400 mg) es muy sencillo puesto que la dieta mediterránea es rica en este mineral. Las legumbres, los frutos secos, los cereales, las verduras verdes, los lácteos o el pescado azul tienen cantidades suficientes de magnesio como para que su deficiencia sea altamente improbable.

Algunos estudios han demostrado que la hipomagnesemia puede asociarse a trastornos intestinales, falta de concentración o, incluso, hipertensión arterial, pero antes de autoprescribirnos suplementos de magnesio, debemos consultar a un especialista, que en una analítica sencilla de sangre puede detectar con exactitud si tenemos una deficiencia del mismo.

# 7

## El fósforo y su poder para envejecernos

### El fósforo: el elemento que nos mata con energía

El fósforo es un mineral que se encuentra en el organismo y está localizado en estructuras como los huesos o los dientes. Forma parte de numerosas reacciones enzimáticas y, sobre todo, tiene un papel fundamental en algo tan importante como es la generación de energía. En el momento que necesitamos que nuestro organismo realice un proceso, lo hace a expensas de unas pilas cargadas denominadas ATP (acrónimo de trifosfato de adenosina). Para que estas baterías no se gasten continuamente, se almacenan en forma de ADP (difosfato de adenosina), que en el momento de ser requeridas, y haciendo uso de una molécula de fósforo, se activan.

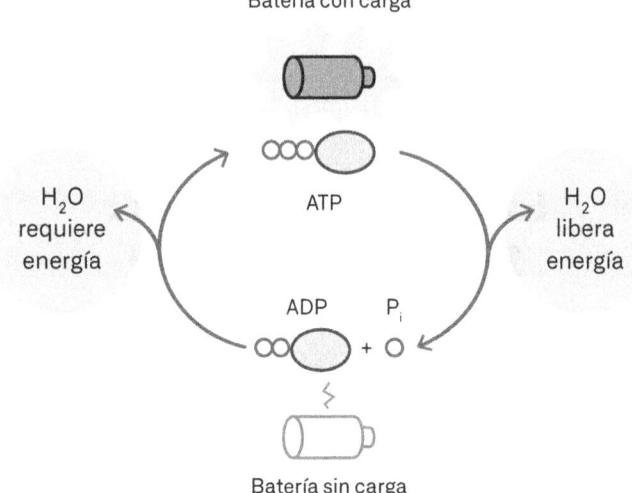

Batería con carga

$H_2O$ requiere energía

ATP

$H_2O$ libera energía

ADP    $P_i$

Batería sin carga

Este concepto energético es muy fácil de recordar si pensamos en un elemento de la vida diaria que contiene ingentes cantidades de fósforo: las cerillas.

En el siglo XIX aparecen las primeras cerillas compuestas de fósforo blanco y que al frotar con una lija, y en presencia de oxígeno, desencadenaban la combustión. Hoy en día, el fósforo blanco es una herramienta bélica por su fácil combustión y la dificultad para extinguirse. Sin embargo, esta arma ha sido prohibida, incluso en la guerra, por su toxicidad extrema incluso durante el proceso de fabricación, ya que puede generar irritación ocular y problemas pulmonares irreversibles.

En la fabricación de las cerillas ha sido sustituido por fósforo rojo, que, sumado a otros compuestos (como el trisulfuro de antimonio y el clorato de potasio), desencadena la deseada combustión.

## La lucha diaria en las consultas de Nefrología

Las acciones beneficiosas del fósforo tienen un límite, y es su concentración en sangre. Cuando sobrepasamos cierta cantidad de fósforo es una obligación eliminarlo con la mayor celeridad posible para evitar sus efectos negativos. Y para ello nada mejor que nuestro órgano más sagrado, el riñón.

La cantidad de fósforo diaria que el ser humano necesita no sobrepasa nunca los 1.000 mg y el dintel tóxico se establece en 4.000 mg. Asumiendo el exceso de fósforo como un elemento dañino, cuando sus concentraciones en sangre tienden a aumentar, se activan mecanismos para inducir su eliminación por la orina.

En el último examen de Nefrología que hice a mis alumnos de la universidad les puse la siguiente pregunta: «En un paciente con enfermedad renal crónica, uno de los primeros signos que se pueden objetivar es que disminuye la cantidad de fósforo de la orina, ¿verdadero o falso?».

Todos —bueno, casi todos, siempre hay alumnos que van a su rollo— la acertaron, porque en mis clases les cuento lo que voy a preguntar. Quiero que terminen la carrera conociendo los conceptos clave de la Nefrología, que los interioricen, aunque en el futuro elijan ser traumatólogos. No creo en el sistema universitario de clases magistrales y memoria para todo. El estudiante de Medicina debe saber razonar, tiene que entender para poder diagnosticar y tratar. La memoria es demasiado efímera como para que la salud dependa de ella.

—¡Ojo! Concepto vital —les suelo decir—: cuando el riñón empieza a fallar, en las primeras etapas de la enfermedad, empezamos a retener fósforo y eso pone en marcha sistemas deletéreos. Uno de ellos es que el exceso de fósforo se une al calcio de la sangre y se deposita en los vasos y por ello nuestros pacientes tienen más riesgo de tener, por ejemplo, un infarto. Y ese no es el único problema, ni siquiera es el mayor. Pero la hiperfosforemia tiene un impacto aún más demoledor, reduce *klotho*, la hormona antienvejecimiento.

He captado su atención. No con el rollo que les cuento, sino con las palabras mágicas «concepto vital». Pero me da igual, ahora viene la bomba, lo que hace real y palpable la Nefrología.

—¿Quién de vosotros cocina? —Para mi sorpresa, levantan la mano el 60% de los alumnos—. Estupendo. ¿Y quién usa potenciadores de sabor? —Ponen cara de póquer—. ¡Pastillas de Avecrem!

Me miran alucinados. El «profe de Nefro» hablando de cubitos de caldo concentrado.

—Pues mirad, chicos, se llaman potenciadores de sabor porque están cargados de dos ingredientes principales, sal en altas concentraciones y glutamato monosódico. Aunque este último genera un poco de controversia, algunos estudios han relacionado su consumo con problemas derivados de la obesidad, efectos neurológicos o incluso daños sobre los órganos reproductivos. Pero como las comidas están más sabrosas y, en cierto modo, generan adicción, se usan de forma habitual. Es un potenciador muy típico de la cocina asiática hasta el punto de que existe el «síndrome del restaurante chino», que consiste en la instauración de dolor de cabeza, sudoración, sofocos, náuseas, hormigueo o incluso aumento de la presión arterial tras haber degustado comida de ese origen por un exceso de consumo de glutamato monosódico. Por eso, si cenáis en un asiático, mejor llevad a la mesilla de noche una buena botella de agua, vuestro riñón la va a necesitar para eliminar el exceso de sal.

—

La Unión Europea permite un máximo
de 10 gramos de glutamato monosódico
por cada kilo de alimento

—

Todas estas razones hacen que este tipo de potenciadores de sabor no estén recomendados en los pacientes con enfermedad renal, cardiaca o en los hipertensos. Pero la historia no termina ahí.

Los alimentos procesados y ultraprocesados son una fuente de fósforo oculto. Se esconden detrás de letras y números en el etiquetado y son difíciles de entender. Por eso nuestros pacientes, según llegan a la consulta, se llevan un listado para que puedan detectarlos. La mayoría de ellos contienen entre 200 y 300 miligramos de fósforo por cada 100 gramos de alimento y son especialmente relevantes en los embutidos, las carnes procesadas y los refrigerados.

| Etiquetado | Aditivo |
| --- | --- |
| E338 – E343 | Ácido fosfórico |
| E450 – E 458 | Fosfatos |
| E540 – E545 | Difosfatos |
| E626 – E635 | Trifosfatos |
| | Polifosfatos |

## Es el momento de reducir el fósforo

Si los ojos son el espejo del alma, el riñón lo es de la alimentación. El fósforo que ingerimos se puede determinar analizando la orina que excretamos durante un día completo. Con una sencilla analítica, los nefrólogos podemos informar a un paciente sobre su elevado consumo de fósforo (si este sobrepasa de los 600 mg al día deseables en la enfermedad renal). Esto en el caso de una enfermedad renal muy incipiente, porque cuando la cosa se agrava y los riñones pierden su función alcanzando estadios avanzados, el indicador de una retención de fósforo es la medición en sangre. Si esto ocurre, ya es tarde. En ese momento, el riñón no tiene capacidad para eliminar todo lo que desearía y por tanto lo está acumulando. El caso extremo ocurre cuando el paciente precisa diálisis, momento en el que todo lo que ingiere se acumula.

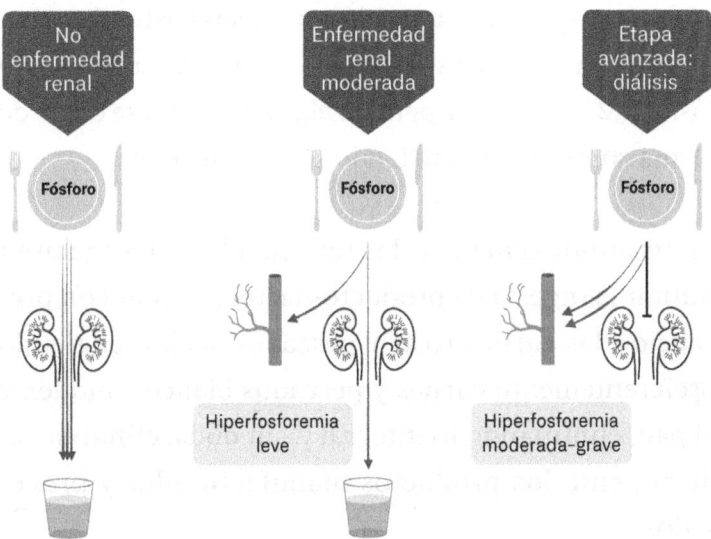

—Nada, Julio, sigues con el fósforo en seis miligramos por decilitro. —Y por «Julio» entiéndase cualquier paciente en un programa crónico de diálisis.

—Doctor, de verdad que sigo la dieta. ¿Qué más puedo hacer?

—Se nos está escapando algo. De momento te voy a añadir un quelante de fósforo (fármaco que capta el fósforo en el intestino y lo elimina por las heces), pero tenemos que repasar la dieta.

Como siempre, vuelvo a tirar del calendario de comidas para comprobar si hay algún alimento que esté condicionando un fósforo tan alto. Y, *voilà*, la memoria puede fallar, pero el papel no: la yuca. Julio es un paciente ecuatoriano que lleva dializándose con nosotros tres años, pero que no ha querido perder sus costumbres culinarias. La yuca no es un alimento que contenga mucho fósforo (27 mg/100 g), pero en algunos países se come de forma continua, potenciando su acumulación.

En términos generales, las recomendaciones incluyen limitar la ingesta de productos lácteos, tomar con precaución las carnes rojas y pescados azules, eligiendo preferentemente carnes y pescados blancos; moderar el pan, eliminando lo integral y, sin duda, eliminar radicalmente los productos manufacturados y procesados.

| Alimentos ricos en fósforo | Alimentos bajos en fósforo |
|---|---|
| • Pescados azules (especialmente de los que se comen espinas y piel) | • Frutas y verduras frescas |
| • Bacalao seco | • Queso blando |
| • Mejillones y ostras | • Pescados blancos |
| • Atún en lata | • Pollo y pavo |
| • Productos lácteos (leche, yogur, quesos duros y semiduros) | • Conejo |
| • Pan, pasta y arroz integral | • Cerdo |
| • Cereales y bollos industriales | • Carne de vaca |
| • Fiambre | • Jamón: cocido o ibérico |
| • Huevo (principalmente la yema) | • Clara de huevo |
| • Frutos secos | • Cereales |
| • Legumbres (garbanzos y judías blancas/pintas) | • Pan blanco |
| • Sopas de sobre | • Pasta no integral |
| • Soja | • Arroz no integral |
| • Chocolate | • Lentejas |
| | • Guisantes |
| | • Té |

## Consiguiendo el *umami*

La mejor manera de reducir o eliminar los aditivos y los potenciadores de sabor es hacerlos en casa. Y eso es sinónimo de preparar caldos.

Un caldo consiste en un proceso de cocción en el que se desnaturaliza la proteína, donde reside el sabor, y se condensa por reducción consiguiendo concentrar los colágenos.

Lo primero que hay que conocer son los tiempos de cocción para que alcance ese sabor que deseamos. En términos generales, los mariscos precisan de 25 minutos, los pescados de una a dos horas y las carnes entre cuatro y seis horas.

Vamos al terreno práctico y le digo a Miguel que a mí me encantan las sopas de fideos, sobre todo para cenar, pero que siempre se me quedan muy sosas y aguadas. Se pone en modo chef y me da una receta que es mucho más que una sopa.

---

### Caldo de puchero versión *dashi* japonés (4-6 personas)

*Ingredientes*

• 1 muslo de gallina • 2 carcasas de pollo troceadas • 1 hueso de rodilla • 300 g de morcillo • 1 hueso de caña • 1 cebolla • 2 zanahorias • 1 puerro • 2 varillas de apio • 100 g de alga *kombu* • 6 setas *shiitake* deshidratadas • 1 oreja de cerdo • 1 pata de cerdo • 50 g de fideos por litro de caldo

*Umami* puro. Se le quita la piel al muslo, se pelan y trocean las verduras y 12 horas antes se ponen los huesos, el morcillo, la oreja y la pata en agua con hielo. Cuando esté todo listo, se mete en una olla el muslo de gallina, las carcasas de pollo, el morcillo, el hueso de jamón, el hueso de rodilla, el hueso de caña, la oreja y la pata, las dos zanahorias, el puerro, la cebolla y el apio, todo cubierto con dos dedos de agua. Se cocina durante al menos una hora en la olla a presión para después colarlo. El caldo resultante se debe reducir hasta la mitad y añadirle el alga *kombu* (previamente desalada en agua durante 10 minutos) y las setas *shiitake*. Dejamos que infusione durante una hora y se cuela. Si es complicado encontrar el alga o las setas, se pueden sustituir por champiñones secos (se consiguen horneándolos durante una hora a 90 °C) y alga nori. ¡Ah! Es importante desgrasarlo antes de consumirlo o antes de congelarlo, será mucho más saludable. Para ello, hay que dejarlo enfriar y con una espumadera se elimina la capa que queda en la parte superior. Y así se consigue un caldo al que añadir pasta al gusto.

Yo nunca he querido tener una olla a presión en casa, me parece que la cocina pierde la magia, pero Miguel muchas veces me da técnicas que la incluyen, así que es mi momento.

—Chef, ¿es lo mismo cocinar en olla a presión?

—No, no es lo mismo, aunque el resultado es muy similar. La olla a presión descompone las proteínas y los colágenos muy rápido por la alta presión y te exige luego reducirlo. La olla normal precisa de mucho tiempo para que se descomponga y se reduzca a la vez.

Cuando cocino, no miro nunca el reloj. Sé que para muchas personas es un incordio y una pérdida de tiempo, pero yo lo disfruto. Por eso creo que de momento me quedo con mis ollas de toda la vida, aunque tarde cuatro veces más en hacer un caldo.

—¿Y qué me dices de la sed con los caldos potentes? Supongo que es porque llevan demasiada sal y por eso mis pacientes los tienen proscritos. ¿Algún truco para eliminar la sal sin perder sabor?

—Claro, puedes usar los majados.

—Y eso exactamente es...

—Es machacar unos ajos, unas especias, un poco de tomate rallado y echarlo al caldo para que gane sabor sin necesidad de añadir sal. Una buena solución para los hipertensos, por ejemplo.

Profundizando un poco más desde el punto de vista científico, nos topamos con la química del sabor. Los sabores están condicionados, sobre todo, por el olfato y, en menor medida, por el gusto. Dentro de la lengua nos encontramos con las papilas gustativas, que tienen por función recepcionar el sabor y transformarlo en una señal nerviosa que nuestro cerebro interpreta.

Tenemos cinco sabores (dulce, salado, amargo, ácido y *umami*), de los que el último es el más perseguido por los cocineros del mundo. Se puede conseguir artificialmente añadiendo glutamato monosódico a los alimentos, pero lo idóneo es obtenerlo mediante técnicas culinarias.

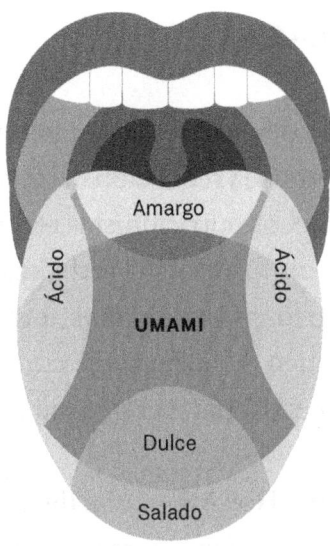

Los sabores son moléculas. En la cocina tradicional, por ensayo y error, la evolución culinaria ha sido capaz de averiguar los alimentos que, por compartir estas moléculas, combinaban entre sí haciendo agradable su ingesta. De hecho, de entre todas las moléculas que tienen los alimentos, solo una mínima parte son las dominantes. Estas aromáticas dominantes de las moléculas consiguen alcanzar una armonía superior que cada una por separado, potenciando el sabor de las combinaciones. Incluso a la hora del maridaje con, por ejemplo, vinos, conocer las moléculas es básico, pues una buena elección potencia el sabor de la bebida y la comida.

## Dieta baja en fósforo

Estoy convencido de que, no tardando mucho, se empezará a poner de moda la reducción del fósforo en la dieta. Actualmente, muchos nutricionistas recomiendan evitar alimentos ricos en fósforo sin verbalizarlo de manera concreta, pero en los próximos años, teniendo en cuenta el poder terapéutico de la dieta y la curiosidad que despierta en la sociedad, aparecerán campañas específicas.

Vamos a la cocina. Hoy Miguel ha decidido que quiere preparar una carne, así que para evitar hacernos mayores demasiado rápido, optamos por el conejo, que tiene menos fósforo.

---

**Conejo de campo al ajillo** (3-4 personas)

*Ingredientes*

- 6 dientes de ajo • 1 guindilla • 1 conejo • 2 cucharadas de harina
- 150 ml de aceite • 150 ml de vinagre • 5 g de perejil fresco picado
- 120 ml de vino blanco • Medio blíster de azafrán • Una cucharadita de café de pimentón

Doramos los dientes de ajo con piel machacados y una guindilla en una sartén con un dedo de aceite y lo reservamos. En ese mismo aceite y a mucha potencia, freímos el conejo previamente troceado y enharinado, y lo reservamos. Hacemos uso de ese mismo aceite y añadimos un chorrito de vinagre, dejamos que reduzca y a continuación añadimos la harina, el perejil picado y el vino blanco. Cuando haya reducido, pero sin dejar que se seque, añadimos el conejo con un vaso de consomé (como el de la receta anterior), una pizca de azafrán y una cucharadita de pimentón. En 10 minutos está listo para comer.

Si nos atrevemos con algo más complejo, podemos hacer lo siguiente. Tras haber dorado la carne y reservarla, salteamos los hígados del conejo a fuego vivo en ese mismo aceite, lo desglasamos con coñac, añadimos 60 g de almendras y 4 rebanadas de pan y dejamos que se fría. Incorporamos todos estos ingredientes a un vaso de batidora con 100 ml de agua y trituramos todo. Añadimos esta mezcla y el conejo en la misma sartén y lo dejamos cocer durante 30 minutos a fuego bajo. Un consejo final: déjalo reposar hasta el día siguiente antes de comerlo.

—

Desglasar es añadir una bebida
alcohólica (vino, coñac) a una sartén
para recuperar los jugos de los
alimentos cocinados que se habían
quedado adheridos al fondo

—

## El pan lo hacen los panaderos

—¿Y el pan del restaurante lo haces tú, chef?
—Qué va, no tiene sentido. Para hacer un pan perfecto hay que llevarlo en las venas, no puede hacerlo cualquiera. Hay disponibilidad para hacer pan «kilómetro cero» en cada rincón de España y no podemos perder profesiones como la panadería artesanal; la calidad del pan caería en picado.
—Ya, pero yo, que he tomado tu menú Humanidad (el de Cobo Evolución, que utiliza la historia como hilo conductor), me he dado cuenta de que el pan no empieza con los primeros platos.
—Efectivamente, mi querido doctor. Y eso es, precisamente, porque el pan se descubre en el Neolítico...

El origen neolítico del pan no tiene nada que ver con la receta que conocemos actualmente. Las primeras referencias sobre la elaboración del pan consistían en triturar semillas y cereales y mezclarlas con agua para obtener una pasta que, tras reposar, se podía ingerir. Hoy conocemos más de trescientas variedades de pan.

Los primeros hornos de pan se localizan en Egipto. Esta civilización es la descubridora de la fermentación. La entrada de los griegos en escena convierte la panadería en un arte, hasta el punto de que consiguen elaborar más de 50 variedades con solo añadir especias y aceites. El pan ácimo (sin fermentar) es un manjar digno de la alta sociedad de la época y su trascendencia es tal que, en el propio Imperio romano, los artesanos del pan son los griegos. Siendo emperador Trajano, se crea el Colegio Oficial de Panaderos, cuyos socios heredaban tal condición y, además, no pagaban impuestos.

El pan tiene un componente de trascendencia muy arraigado. El nacimiento de Jesús de Nazaret acontece en Belén (en hebreo «ciudad del pan»). Además, el pan en la Eucaristía es considerado sagrado y durante la transfiguración se convierte en el Cuerpo de Cristo.

Le cuento a Miguel que a los pacientes con enfermedad renal les recomendamos que el pan sea blanco y no integral, por aquello de no sobrecargar la dieta de fósforo y otros aditivos. Me responde con dos alternativas: pan de maíz y pan de centeno. —Y si quieres el control total, ¡hazlo en casa!

—¿En casa? ¿Cómo se consigue la masa madre?

—Con paciencia y solo dos ingredientes: agua y harina (del cereal que queramos y que no sea refinada) a una temperatura ambiente de entre veinte y veintidós grados. El medio acuoso hace que las levaduras de la harina se activen y fermenten, como los hongos de las piscinas. Para conseguir la masa madre hace falta ir alimentándola cada día, que no es más que ajustar de harina y agua. En solo cinco días de proceso la masa madre está lista. Se puede usar un truco para conseguir un mayor volumen final de pan, usar harina de fuerza para alimentarla, ya que esta tiene mayor contenido de gluten.

Para rematar, Miguel me cuenta que hay gente que tiene masa madre desde hace treinta años, y que el hacer la fermentación láctica durante décadas deja unos matices muy característicos y preciados.

—

## En la insuficiencia renal, mejor el pan blanco o el integral sin aditivos y bajo en sal

—

### El problema de los aditivos y las conservas

Los aditivos incorporados de manera habitual a los alimentos, además de proporcionar sabor, hacen que se conserven mejor. Algunas conservas duran hasta seis años, sin perder ni siquiera el color, lo que es impensable si conocemos los tiempos de putrefacción natural. Muchos de los conservantes habituales están autorizados, con una regulación especial, pero otros, como la sal nitro (nitrato de potasio, E-252), están proscritos por su probable impacto sobre la salud.

Una complicación adicional de las conservas es el desarrollo de botulismo, una enfermedad muy grave. Los alimentos (vegetales en su mayoría) contaminados por la toxina no son venenosos. El problema proviene de realizar una conserva de forma incorrecta, puesto que el microorganismo responsable (*Clostridium botilinum*) se reproduce exponencialmente, aumentando las concentraciones de la toxina. La toxina botulínica, tras la ingesta, paraliza todos los músculos, incluyendo el corazón, por lo que puede ser mortal.

Para evitar el botulismo, cuando hacemos conservas en casa debemos esterilizar los envases antes de consumir, lavar intensamente los frutos que queremos conservar calentándolos al menos 15 minutos a más de 80 °C antes de consumir. En la industria alimentaria se utilizan autoclaves, máquinas que esterilizan a muy alta temperatura antes de la comercialización.

# 8

## Optimización de la carga proteica de la dieta

### Consultas por WhatsApp

Entre la labor asistencial de un médico suele incluirse, con independencia de a lo que se dedique, la consulta telefónica de amigos y familiares. El avance de la tecnología ha facilitado el acceso a ese amigo doctor con el que apenas hablamos, pero que consideramos impensable que le importe estar disponible 24 horas al día. Ayer mismo recibí, y no es broma, una foto de unas nalgas con un grano, para que diera mi valoración —de nefrólogo— sobre la posibilidad de que se tratara de un tumor.

Saliendo de lo escatológico, en los últimos años la preocupación por la nutrición ha crecido y ha pasado a ser un motivo de consulta habitual, también telefónica.

—En el gimnasio me han dicho que, si quiero ponerme fuerte, tengo que tomar suplementos nutricionales —me comentó hace poco uno de mis mejores amigos.

—Ojo con eso —le respondí en confianza.

—Ya, siempre te he oído hablar del daño que pueden producir las proteínas en el riñón, pero ¿puedo o no?

Es un debate sobre el que no hay una explicación demasiado clara. Cuando hacemos musculación, la posibilidad de generar músculo tras ejercitarlo aumenta si consumimos proteínas tras el mismo. Es importante reseñar que cuando las proteínas llegan al torrente sanguíneo, en caso de haber una sobrecarga, estas se eliminan por la orina y ese es un riesgo que debemos conocer, pues las proteínas en exceso son tóxicas para las células del riñón. En principio, lo recomendable para sesiones de intensidad moderada sería la suplementación con la dieta. En ejercicios de alta intensidad podríamos valorar utilizar suplementos de proteínas en polvo, aunque con un estricto control de los riñones.

**Dime quién eres y te diré cuántas proteínas puedes tomar**

Actualmente, la Organización Mundial de la Salud cuantifica el consumo diario de proteínas en 0,8 gramos por kilo de peso en mujeres y 0,85 gramos por kilo de peso en hombres. Las excepciones para estas recomendaciones son los niños, ya que requieren un consumo mayor de proteínas para asegurar su crecimiento, y las mujeres embarazadas y lactantes por razones obvias: tienen que alimentarse por duplicado.

En las personas que presentan algún tipo de enfermedad renal, el consumo de proteínas recomendado disminuye hasta 0,6-0,8 gramos por kilo de peso al día. Sin embargo, en los pacientes que requieren diálisis, las recomendaciones cambian, ya que esta técnica supone un desgaste para el organismo e incluso genera pérdidas insensibles de proteínas. Salvo que el nefrólogo responsable del paciente indique lo contrario, el objetivo en la ingesta de proteínas pasaría a ser 1,0-1,2 gramos por kilo de peso al día.

En el extremo opuesto a la restricción se encuentran las dietas ricas en proteínas, es decir, las que superan el umbral de 1,5 gramos por kilo de peso al día. Más de la mitad de las personas que acuden a un gimnasio consumen suplementos con la intención de mejorar el rendimiento, pero también aumentar la masa muscular. Su consumo controlado y supervisado no tiene por qué ser perjudicial. Sin embargo, antes de iniciar una suplementación conviene comprobar que los preparados están homologados y de qué otras sustancias se acompañan las proteínas.

—

## La ventana anabólica ocurre entre una y tres horas tras haber realizado ejercicio de resistencia. Durante ese periodo, el consumo de proteínas tiene un mayor impacto en el desarrollo muscular

—

Existen diferentes tipos de suplementos basados en proteínas:

- Las proteínas del suero lácteo, o *whey*, son de alto valor biológico y se recomiendan tras el ejercicio físico. En función de su pureza, se clasifican en concentrado de proteína, aislado de proteína e hidrolizadas, siendo estas últimas las que generan mayor absorción y, por tanto, las más efectivas.
- Las proteínas del precipitado lácteo, o caseínas, tienen una absorción más lenta y se recomienda consumirlas por la noche. Es ideal para perder peso, puesto que el consumo de proteínas induce saciedad.
- Las proteínas de liberación secuencial son una mezcla de las anteriores.
- Las proteínas del huevo se liberan de forma continuada, por lo que se pueden consumir en cualquier

momento del día y ofrecen un importante aporte de aminoácidos esenciales.

- Las proteínas hidrolizadas de la carne son similares a las de la leche, sin contener lactosa. Se recomiendan durante o inmediatamente después del entrenamiento.
- Las proteínas vegetales basadas en guisante o soja se idearon para personas veganas y aportan beneficios similares a las de la carne.

---

### El mito de la dieta Dukan: de milagrosa a dañina

---

Es una dieta creada por Pierre Dukan hace más de treinta años y se basa en el consumo de proteínas sin hidratos de carbono

Consigue una pérdida eficaz y rápida de peso

La persona que la realiza no tiene hambre, pues puede saciarse con los alimentos permitidos

No tiene evidencia científica

Entre sus potenciales peligros se encuentran: estreñimiento, náuseas, vómitos, cefalea, debilidad, desnutrición e incluso trastornos de la conducta alimentaria

No es apta para pacientes con enfermedades mentales, renales, cardiacas o hepáticas

No es individualizada para cada persona

## Un paréntesis para hablar de la creatina

La Sociedad Internacional de Nutrición Deportiva cataloga la creatina monohidratada como el suplemento nutricional más efectivo en el desarrollo muscular, sobre todo en combinación con ejercicios de resistencia. Las dosis recomendadas varían en función del peso de la persona, siendo lo sugerido un consumo entre 3 y 5 gramos al día. Un mito muy extendido sobre la creatina es la inducción de daño en los riñones. Dado que la manera más habitual de medir la función renal es usándola, el consumo de suplementos puede aumentar sus niveles en sangre. Sin embargo, esto no se traduce en un mal funcionamiento de este órgano.

—

Si consumes creatina,
debes avisar a tu médico
ya que puede alterar los
parámetros con los que se valora
la función renal

—

Aunque el consumo de creatina es seguro debemos saber que no se debe utilizar en mujeres embarazadas y que existen algunos productos no certificados que podrían contener impurezas, por lo que es recomendable asegurarse de que la fabricación la realiza una empresa certificada.

Algunas observaciones han propuesto que los beneficios de la creatina pueden ir más allá del desarrollo muscular y mejorar la memoria y la concentración.

## No todas las proteínas son iguales

La unidad básica que forma una proteína se llama aminoácido, y la combinación de estos da lugar a la proteína. Existen veinte tipos de aminoácidos, nueve de los cuales son esenciales o indispensables: histidina (en niños), fenilalanina, triptófano, metionina, lisina, leucina, isoleucina, valina y treonina. La etiqueta de «esencial» se refiere a que el organismo no es capaz de sintetizarlos por sus propios medios y únicamente proceden de la dieta (o de la suplementación).

Atendiendo a la composición de aminoácidos que contenga un alimento con proteínas podemos establecer su valor nutricional. Históricamente, se ha considerado que las proteínas de origen animal (leche, pescado, pollo) son ricas en aminoácidos esenciales y por tanto otorgan un mayor beneficio. Aunque las proteínas de origen vegetal pueden presentar deficiencia de algún aminoácido en concreto, el contenido proteico de lentejas, garbanzos, arroz o frutos secos es elevado.

—Tu primo José se ha vuelto vegetariano —me comentó mi madre el otro día en la comida familiar de los sábados.

—Vegano —corrigió mi hermana.

—¿Y? —respondí yo, que no sabía si me lo estaba comunicando como una crítica o para que diera mi opinión médica.

—¿Eso es sano?

—Sano es, desde luego. Implica eliminar muchos alimentos con grasas, por ejemplo. Sin embargo, es verdad que hay que ser cuidadoso. Una dieta estricta en vegetales puede hacer que te desnutras.

—¿Debería decirle algo a tu primo? —preguntó de nuevo mi madre con curiosidad.

—Sería interesante que tomara algunos suplementos como, por ejemplo, vitamina $B_{12}$, vitamina D y calcio, ácidos grasos de los buenos (omega-3) o incluso hierro. Y, dependiendo de lo que coma, quizá algunos aminoácidos en concreto.

—¿Entonces?

—Entonces, mejor que venga a verme, le hacemos una analítica y vemos. No se puede ser médico a distancia, mamá.

# Contenido de proteínas por cada 100 g de cada alimento

## CARNES

| | |
|---|---|
| Cerdo | 17 g |
| Cordero | 18 g |
| Pollo | 25 g |
| Ternera | 20 g |
| Pavo | 23 g |
| Embutido | 40 g |

*Elegir carnes magras, bajas en grasa*

| | |
|---|---|
| **HUEVOS** | 13 g |

*Preferiblemente consumir la yema*

## PESCADOS

| | |
|---|---|
| Atún, salmón, anchoas, sardinas, boquerón, bacalao, arenques, lubina, lucio, mero, langostinos, pez espada | 17-30 g |
| Langosta, merluza, trucha, calamar, mejillones, pulpo, almejas | Menos de 17 g |

## LÁCTEOS

| | |
|---|---|
| Leche | 4 g |
| Queso | 20-30 g |

| | |
|---|---|
| Yogur | 3 g |
| Nata | 2 g |

| **RESTO DE ALIMENTOS** | |
|---|---|
| Frutos secos | 15-25 g |
| Frutas, verduras y hortalizas | 1-2 g |
| Garbanzos | 19 g |
| Lentejas | 9 g |
| Guisantes | 5 g |
| Soja | 36 g |

## Me ha dicho mi nefrólogo que aumente las proteínas

Como hemos comentado, un exceso de proteínas puede ser dañino para los riñones incluso en personas sanas. En pacientes con enfermedad renal, debemos intentar restringir las proteínas sin que esto impacte en la nutrición. Por desgracia, en ocasiones nos encontramos a pacientes que, debido a las restricciones dietéticas, presentan desnutrición, momento en el que, aunque suene paradójico, les invitamos a que aumenten la carga proteica de la dieta. Las carnes en general suelen tener un alto contenido en proteínas, así que he pensado que para mi cita con Cobo le voy a proponer que me cuente cómo se hacen unas buenas albóndigas.

**Albóndigas de la Lola (mi madre)** (4 personas)

*Ingredientes*

- 750 g de carne roja • 250 g de magro de cerdo • 2 cebollas • 120 g de picada de ajo y perejil • 4 huevos enteros • Sal al gusto
- Pimienta al gusto

**Para la salsa de las albóndigas**

*Ingredientes*

- 1 cebolla • 2 puerros • 2 dientes de ajo • 150 ml de vino blanco
- 3 cucharadas de harina • 750 ml de consomé de pollo (v. págs. 143-144) • 50 ml de soja

**Bechamel**

*Ingredientes*

- 500 ml de leche • 100 g de maicena • Sal al gusto • Nuez moscada al gusto

—Mezclamos la carne roja y el magro de cerdo picados en un bol junto con una cebolla pochada y la picada de ajo y perejil.

—¡¿Y el huevo?! —le corto, abusando de la confianza.

—¡Doc! Espera, hombre.

—Te lo digo porque los huevos tienen muchas proteínas, sobre todo la yema.

—Vale, sigo: le añadimos los huevos y salpimentamos. Prepárate, que viene lo mejor.

—Miedo me das, chef.

—Truco para hacer unas albóndigas súpercremosas. En un cazo haces la bechamel: juntas leche, maicena, sal y nuez moscada y lo dejas que cueza quince minutos. Cuando esté lista la bechamel, añades doscientos ochenta gramos a la mezcla de las albóndigas y lo incorporas todo muy bien. Dejas que repose durante doce horas y al día siguiente haces las bolas a tu gusto y las enharinas. ¿Lo tienes?

—Claro, falta la salsa, ¿no?

—Exacto. En una cazuela pochas dos dientes de ajo laminado, la cebolla y los puerros picados. Cuando esté listo, añades el vino blanco y reduces a seco. Añades la harina, la soja y el consomé de pollo (hecho en casa o, a las malas, comprado). Lo dejas cocer durante diez minutos y lo trituras. Está casi todo listo, solo falta añadir las albóndigas y en diez minutos lo tienes listo.

Y, puestos a guisar, cualquier tipo de carne roja se puede hacer de forma tradicional.

## Carne guisada (3-4 personas)

### Ingredientes

- 500 g de carne de morcillo • 120 g de harina • Aceite • 2 dientes de ajo • 1 cebolla • 2 zanahorias • ½ pimiento rojo • 1 patata • 1 puerro • 200 ml de vino tinto • 50 ml de coñac • Una ramita de tomillo • 1 l de consomé de pollo (v. págs. 143-144)

En una cazuela freímos la carne previamente enharinada y la reservamos. Sobre ese aceite añadimos dos dientes de ajo, una cebolla, dos zanahorias, medio pimiento rojo y un puerro (todo picado fino), que rehogamos a fuego lento y con paciencia. Cuando esté listo, añadimos el coñac, el vino tinto y dejamos que reduzca. Una vez que ha reducido a seco, añadimos tres cucharadas de harina y rehogamos para, a continuación, añadir el consomé y la ramita de tomillo. Cuando empiece a hervir, es el momento de añadir la carne y dejar que se cocine hasta que se ablande (1 hora aproximadamente). Pasado ese tiempo, añadimos las patatas triscadas y dejamos que se hagan durante 15 minutos más. Finalmente, apagamos, tapamos y dejamos que repose entre 1 y 2 horas antes de servir.

## Quiero comer rico, pero me han restringido las proteínas

Lo mejor para reducir las proteínas es dirigir la dieta a los pescados (aunque algunas carnes como el cordero también pueden consumirse). Una elaboración contundente y baja en proteínas sería unos calamares en su tinta.

### Calamares en su tinta (2-3 personas)

*Ingredientes*

- 600 g de calamar y su tinta • 2 dientes de ajo • 1 cebolla
- 1 pimiento verde • 1 hoja de laurel • 100 ml de coñac • 100 ml de vino tinto • 4 cucharadas de salsa de tomate (v. pág. 87) • Media cucharada de pimentón • 30 g de pasta de pimientos choriceros

Preparamos un fondo de ajo, cebolla, laurel y pimiento verde y pochamos lentamente. Desglasamos con el coñac y el vino tinto y dejamos reducir. Añadimos la salsa de tomate, el pimentón y la carne de los pimientos choriceros.

«Los choriceros dan acidez y en algunos sitios del País Vasco añaden unos trozos de manzana para equilibrar», puntualiza Gema, que está siempre atentísima a la conversación.

Sobre la masa reducida añadimos el calamar troceado, tapamos y dejamos que se haga a fuego lento. A los 35-45 minutos, destapamos y corregimos con un poco de agua si hace falta (si se quedan muy secos).

Falta el color fúnebre del plato. La tinta del calamar hay que cocinarla para que no sea tóxica. Se las pedimos al pescadero y las disolvemos en el vino tinto. Cuando el calamar esté casi listo, añadimos la tinta y lo dejamos 15 minutos a fuego lento.

—

## Cuando cocinamos un pescado al horno, para mantener toda su esencia es mejor sellarlo en la sartén previamente

—

# 9

## El hierro y la anemia

### Llevando al extremo la supervivencia

—¿Hace cuánto no vemos una buena película en el cine? —me dijo Patri, mi chica, mientras paseábamos por Burgos en las Navidades de 2023.

—Mujer, hemos visto *Oppenheimer*, ¿te parece poco? —le respondí pensando que empezaba a desarrollar un Alzheimer precoz recién atravesada la tercera década de la vida.

—Sí, tienes razón, se me había pasado.

En el fondo la pregunta era si me apetecía ir aquella tarde a los Van Golem.

—¿Qué quieres ver?

Y vimos la *Sociedad de la Nieve*, de J. A. Bayona. A mí me gustó, aunque las películas predecibles no suelen hacerlo. Todavía recordaba *Viven*, que vi con ocho años. Esa sí que me impactó.

—¿Cómo han podido sobrevivir? Es increíble —me

comentaba ella al salir de la sala—. Más de setenta días sin comida.

—Bueno, más que sin comida, sin nada comestible. Sobrevivieron comiendo lo que tenían, los cuerpos de sus compañeros. Y sabían lo que hacían. Eran unos científicos muriéndose de hambre y por eso no desecharon ni los huesos. Los partían por la mitad para comerse hasta el tuétano, lo que probablemente fue una de las razones por las que algunos no murieron.

El tuétano es la parte interna de los huesos, la médula ósea. Ha sido considerado como un manjar desde la prehistoria y ahora se utiliza en la alta cocina. Contiene numerosas sustancias beneficiosas como vitaminas (A, E, D, K), hierro, fósforo, magnesio o calcio. Además, es en gran parte grasa, pero de las consideradas saludables, las que contienen omega-3.

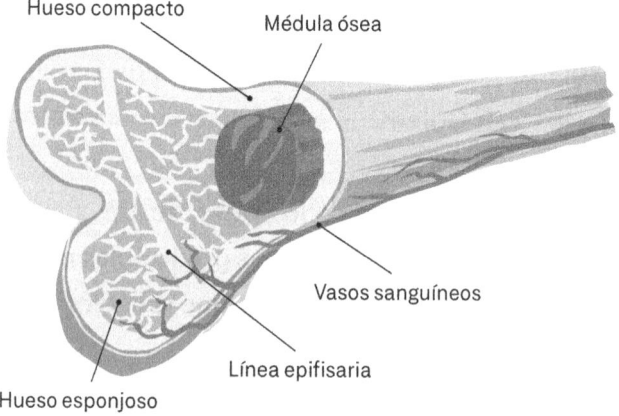

Hueso compacto

Médula ósea

Vasos sanguíneos

Línea epifisaria

Hueso esponjoso

## La formación de los glóbulos rojos

La médula tiene una labor fundamental, la formación de las células de la sangre. Para que ese proceso ocurra se requiere principalmente de un estímulo (eritropoyetina, o EPO) y de hierro. La función principal de los glóbulos rojos (o eritrocitos) es transportar oxígeno a todas las partes del organismo y, para ello, utiliza el hierro. Si disponemos de bajas cantidades de hierro, tenemos más anemia, transportamos poco oxígeno y estamos más cansados.

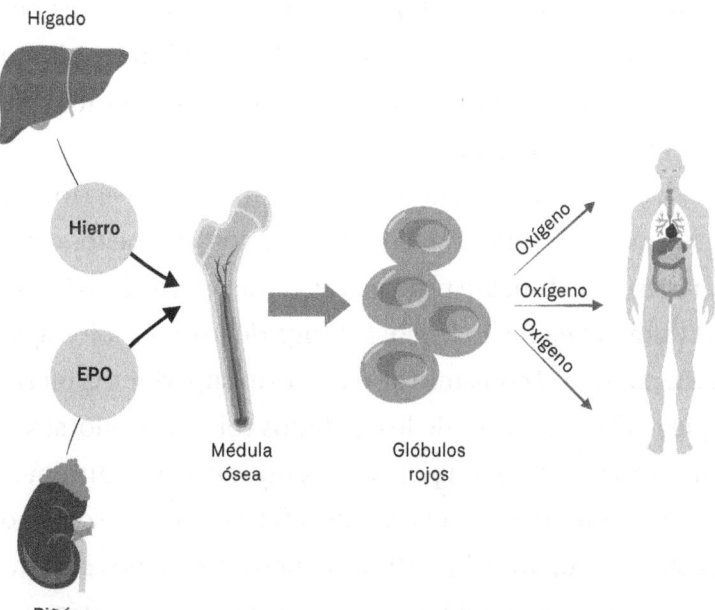

Sin embargo, se podría dar la circunstancia de que, existiendo hierro suficiente en la médula, no se formen glóbulos rojos. Aunque existen enfermedades de la médula ósea que podrían ocasionarlo, la causa más frecuente de esta circunstancia es la enfermedad renal.

## Si usas EPO, que sea por tu riñón

En el año 1998, el Tour de Francia desveló lo importante que podía llegar a ser el riñón en el manejo de la anemia. En la carrera ciclista por excelencia, el equipo Festina usó técnicas dopantes con algunos de sus corredores. Los agentes de la Unión Ciclista Internacional (UCI) detuvieron al masajista del equipo con más de doscientos viales de eritropoyetina.

La EPO es una hormona que se sintetiza en el riñón y estimula la producción de glóbulos rojos (eritrocitos o hematíes), cuya función principal es el transporte de oxígeno. Durante el ejercicio físico, la fatiga de los músculos aparece cuando el consumo de oxígeno es superior a la oferta que les llega a través de los glóbulos rojos. Por ello, si somos capaces de estimular su producción, conseguiremos un mayor aguante. Con esta filosofía, la EPO se usó como sustancia dopante durante años; pero, como toda sustancia, esta no está exenta de riesgos. Si con la administración de EPO hacemos la sangre demasiado viscosa, podemos llegar a taponar los vasos sanguíneos y producir un trombo.

Trece años antes del escándalo Festina, los nefrólogos ya habíamos recibido con gran ilusión la comercialización de la EPO sintética.[10]

Los pacientes con enfermedad renal presentan alteraciones derivadas de todas las funciones de los riñones, así que, de forma casi constante, padecen anemia. De hecho, cuanto más avanzada es la enfermedad renal, más dificultades tienen para sintetizar la EPO y, por tanto, menos glóbulos rojos se fabrican.

Antes de la aprobación de la EPO para su uso en pacientes, la anemia por insuficiencia apenas tenía tratamiento efectivo, por lo que se realizaban transfusiones sanguíneas de manera indiscriminada. Actualmente, la prescripción de la EPO forma parte de los tratamientos habituales de la anemia y evita las complicaciones derivadas del uso de las transfusiones, así como el agotamiento de las reservas de sangre procedente de las donaciones.

—

Para estimular la síntesis de EPO
de manera natural, podemos entrenar
en lugares a mucha altitud,
donde baja la presión parcial de oxígeno
—

Hoy en día, muchos equipos deportivos hacen sus pretemporadas en zonas de mucha altitud, ya que la cantidad de oxígeno del aire disminuye a medida que nos separamos del nivel del mar. La hipoxemia (baja saturación de oxígeno) es un potente estimulador de la síntesis de EPO en los riñones, así que en esas condiciones atmosféricas aumenta la capacidad física de los deportistas y empiezan las temporadas con una mejor preparación.

## Las lentejas apenas tienen hierro

Hace unos meses me invitaron a dar una charla sobre anemia y me pidieron que la condimentara con otra actividad para atraer la atención de los espectadores, así que se me ocurrió preparar, en directo, unas lentejas.[11] Elegí cocinar esta legumbre porque soy un ferviente creyente del poder terapéutico de la dieta y también para recordar que, ante cualquier caso de anemia, lo primero es pensar que el hierro puede estar bajo (ferropenia).

Las causas más habituales de ferropenia son los sangrados y una baja absorción intestinal (por disminución de la ingesta o por enfermedades del tubo digestivo).

La ferropenia por sí misma puede dar incómodos síntomas, aunque no se acompañe de anemia. Los pacientes refieren pérdida de pelo (alopecia), sequedad de la piel y de la lengua, lesiones en las uñas o incluso necesidad imperiosa de mover las piernas (síndrome de las piernas inquietas). La falta de hierro y su tratamiento subóptimo ha hecho incluso que se cree el día mundial del déficit de hierro: 26 de noviembre. La preocupación por este mineral es tal que algunos ensayos clínicos han demostrado incluso que tener niveles correctos de hierro en sangre reduce la posibilidad de tener infecciones o afectaciones cardiacas. Siempre que recetamos hierro en la consulta recibimos dos respuestas casi de forma sistemática. La primera es que sienta fatal al estómago, la segunda es que los pacientes lo han dejado de tomar. Pese a eso, insistimos en su prescripción continua y apenas nos referimos a la dieta, y esto es curioso, pues hay alimentos que contienen la misma cantidad de hierro que los propios fármacos.

| ALIMENTOS | CONTENIDO EN HIERRO (mg/100 g) |
|---|---|
| Sangre | 52 |
| Almejas, berberechos, chirlas | 24 |
| Habas secas | 8,5 |
| Hígado | 8 |
| Pistachos | 7,3 |
| Lentejas | 7,1 |

| | |
|---|---|
| Carne de caballo | 7 |
| Garbanzos, judías | 6,7 |
| Ostras | 6,5 |
| Morcilla | 6,4 |
| *Foie gras* y patés | 5,5 |
| Mejillones | 4,5 |
| Almendras y avellanas | 4,2 |
| Espinacas | 4 |

Una dieta equilibrada es suficiente para no necesitar, en condiciones normales, un aumento en la suplementación de hierro. Solo en determinados momentos de la vida, la dieta puede ser insuficiente en términos de cubrir las necesidades de hierro: en los bebés prematuros, los donantes de sangre habituales, en el embarazo o, como causa más habitual, durante la menstruación. En esos casos, la suplementación de hierro puede estar indicada, siempre bajo prescripción facultativa. Y es que los complejos multivitamínicos que contienen hierro es muy raro que superen los 10 mg por cápsula, por lo que no deben ser considerados como un sustitutivo ni de la dieta ni de los suplementos de hierro.

Un concepto muy importante a tener en cuenta en el consumo de hierro es su absorción.

—Tome el hierro en ayunas con zumo de naranja.

—Encima que me sienta mal, ¡en ayunas!

—Es que se absorbe mejor.

¿Qué hay de verdad en esto? En primer lugar, tomar hierro en ayunas, en general, favorece su absorción ya que la presencia de fibra en la comida hace que se elimine con más frecuencia. Dentro de los alimentos, debemos diferenciar dos tipos de hierro: el hemo (presente en vísceras, mariscos y carnes) y el no hemo (el que forma parte de vegetales o legumbres). El hierro hemo se absorbe en una mayor cantidad sin que los factores dietéticos influyan en exceso, a diferencia del hierro no hemo, en el que ocurre lo contrario. En este último caso, cuando comamos hierro no hemo con intención terapéutica, podemos añadir alimentos que favorezcan su absorción, como, por ejemplo, ácido cítrico o vitamina C.

**¿Quieres hierro? Toma dos tazas**

Popeye nos hizo creer que las espinacas contienen mucho hierro. Asimismo, la leyenda popular abogó por el alto contenido férrico de las legumbres. Sin embargo, ninguno de estos alimentos aporta cantidades relevantes de este mineral a nuestro organismo. La fuente más importante de hierro son los mariscos, en concreto los que tienen concha. Para no desprestigiar la buena fama de las legumbres, que algo hacen, y a la vez preparar un buen plato con mucho hierro, le propongo a Miguel que me combine, como quiera, ambos grupos de alimentos. Tras pensarlo exactamente 30 segundos, se decanta por lo clásico, que encima él hace parecer sencillo:

---

### Alubias blancas a la marinera con berberechos

(4 personas)

---

*Ingredientes*

- 500 g de alubias blancas • 1 cebolla • 1 guindilla • 1 puerro • 1 zanahoria • ¼ de pimiento verde • ¼ de pimiento rojo • Media cabeza de ajos • 1 hoja de laurel • 1 hueso de jamón • 8 g de perejil fresco picado • 200 ml de vino blanco • 1,5 l de fumet de pescado (pág. v. pág. 126) • 500 g de berberechos

Para cocinarlas, ponemos las alubias en remojo durante 12 horas. A la mañana siguiente, en una olla añadimos media cebolla, un puerro, una zanahoria, un cuarto de pimiento verde, un cuarto de pimiento rojo, media cabeza de ajos y una hoja de laurel. «¡Y un hueso de jamón!», apostilla Gema. «Y un hueso de jamón...», confirma Cobo.

Echamos las alubias y el fumet de pescado hasta que cubra dos dedos por encima. Calentamos y cuando rompa a hervir, bajamos el fuego al mínimo. Si vemos que las alubias empiezan a subir, rompemos la cocción con un chorro de agua fría para que la legumbre no se agriete. Repetimos esto último dos o tres veces durante la cocción.

«Para romper la cocción hay que añadir el agua fría, subir al máximo hasta que hierva y después volver a cocinar a fuego lento», puntualiza el chef. Tras 2 horas aproximadas de chup-chup, las alubias estarán listas. Sacamos las verduras, las trituramos y las volvemos a añadir.

No hemos acabado. Nos falta el marisco. En una sartén pochamos ajo, cebolla y guindilla. Cuando esté doradito, añadimos una cucharada de harina, perejil picado y el vino blanco. «Recuerda: en la salsa verde, si hay perejil, no removemos, ique se oxida!».

A esta salsa le añadimos un vasito del caldo de pescado y dejamos que reduzca. Con todo listo, añadimos los berberechos, dejamos que hierva 1 minuto y apagamos el fuego. Los crustáceos se abrirán solos, y cuando lo hagan estamos listos para volcar todo el contenido en las alubias que ya teníamos en su punto. Solo nos queda cocinar durante 2 minutos todo el conjunto.

## Es insuficiente, quiero más hierro

—Cobo, lo que más hierro tiene es la sangre. ¿Se come?

—Pues claro que se come. Gema te va a contar cómo la usamos en la cocina tradicional.

**Morcillas caseras**

*Ingredientes*

- 1 l de sangre • 200 g de empella o manteca • 2 cebollas • Clavo
- Orégano • Comino • Laurel

—¿Cada cuánto hacéis morcillas? —le dice Cobo a Gema.

—En mi casa, ¡cada mes! Sigo...

—Dale, no te interrumpo más.

—Pochamos la cebolla con el ajo y le echamos la empella y todo el resto de los ingredientes incluyendo la sangre. La preparación resultante se mete en las tripas del cerdo, que previamente habíamos lavado con vinagre. Se cuece en agua con sal, una hoja de laurel, un puerro, comino y un casco de cebolla. Cuando rompa el hervor, se añade la morcilla y a los cinco minutos la pinchamos para que suelte el aire. Y se repite la cocción durante otros cinco minutos.

—¿Y el arroz? —le pregunta Cobo, que hoy está aprendiendo tanto como yo.

—Si quieres añadir arroz, necesitas trescientos gramos de arroz y un litro de agua. Lo cocemos cinco minutos y, en caso de querer, se añade en el primer paso, antes de embutir en las tripas.

—¿Y listo?

—Unos huevos fritos con puntillita o poché, que son más sanos, y no hay plato más rico.

Algunos platos incorporan sangre de cerdo como elemento principal. Se cuece en agua con sal durante 10 minutos hasta que se coagula. Y en ese momento se puede incorporar en cualquier plato como, por ejemplo, un arroz con pollo. Cuando está listo el plato, se incorpora la sangre coagulada.

# 10

## El ayuno: ventajas e inconvenientes

### El origen del ayuno: la evolución humana

La primera vez que alguien me habló del ayuno pensé que sería la enésima moda en la alimentación. Fue hace cinco o seis años, en una conversación de pasillo, cuando vivíamos instalados en las cinco comidas al día. Así que decidí ignorarlo, pero sin olvidarlo.

Unas semanas después, leyendo un artículo en un periódico de tirada nacional, fui consciente de las ventajas que tenía no pasarnos el día entero comiendo. Y el ejemplo ilustrativo que me ayudó a reflexionar fue la evolución.

La época que demuestra los beneficios del ayuno es el Preneolítico, cuando nuestros antepasados eran cazadores-recolectores. Durante miles de años, el ser humano se dedicó a cazar, cuando era temporada, y a almacenar para poder comer cuando no había caza. Los beneficios sobre la supervivencia que producía el continuo movimiento para cazar promovían que aquellos humanos primitivos no se murieran de infartos o de ictus; tampoco de tumores. Pero la explicación iba más allá de la intensa actividad física. Había que profundizar en la alimentación para entender que, de haber existido antibióticos, probablemente los preneandertales hubieran sido más longevos que el hombre del siglo XXI.

No tengo ninguna duda de que la primera acción involuntaria que ayudó a la supervivencia de la humanidad es el ayuno. Nuestros ancestros apenas comían una vez al día o a veces ni siquiera eso. Ellos sobrevivían y nosotros no podemos pasar sin la merienda, ¿cómo es posible? Es pura costumbre. Y, si no, basta fijarse en un ejemplo más reciente, muy cinematográfico: el accidente en los Andes del equipo de rugby uruguayo.

Cuando comemos, nuestras mitocondrias, unas pequeñísimas organelas que hay dentro de todas las células, se encargan de almacenar la energía. Tras la ingesta de los alimentos, la energía derivada de ellos se transforma en las mitocondrias y se almacena de manera ilimitada hasta que sea requerida. En los periodos de ayuno, como no disponemos de una fuente calórica o energética para funcionar, «quemamos» estas moléculas para poder subsistir.

En contraposición, las dietas ricas en calorías o continuadas en el tiempo no permiten gastar esta energía almacenada, por lo que la mitocondria no tiene periodos de reposo. Es más, sufre una sobrecarga importante de trabajo que aboca a errores derivados de intentar almacenar más y más energía. Esto conduce a un fenómeno cada vez más conocido que se denomina «estrés oxidativo». Se producen reacciones que dañan a nuestro organismo por oxidación, por un exceso de energía.

Las consecuencias se explican con tres enfermedades en auge y que, probablemente, nuestros ancestros no tenían: la enfermedad renal crónica, la enfermedad cardiovascular y los tumores.

¿Significa esto que haciendo ayuno no tendré estas enfermedades? NO. Tajantemente, no. Pero ninguna de ellas (ni, en general, ninguna enfermedad) tiene un origen único, sino que a ello contribuyen muchos factores.

—¡Por eso estás tan delgado! Porque no comes nada... —me decían cuando hace un lustro contaba en cualquier reunión que practicaba el ayuno a diario.

—¡Que no! El peso no tiene nada que ver con hacer ayuno. Si haces ayuno, pero en las comidas incluyes muchas calorías, engordas igual.

—Entonces ¿ayuno o no ayuno?

—Para perder peso, no. Si el ayuno se acompaña de ejercicio físico que elimine más calorías que las que comemos, entonces sí. Pero no es por el ayuno, es por el balance calórico. Ahora, si lo que quieres es preservar tus mitocondrias —esto se acompañaba de una explicación sobre la función de estas—, entonces adelante.

Así pues, primer mensaje: ayunar no adelgaza, hace que estés más sano. Segundo mensaje: el ayuno no vale para todo el mundo, pero casi. Hay personas que tienen algunas enfermedades, como la diabetes mellitus, que deben comer de una forma más continua para mantener el azúcar a raya. Si tienes dudas, antes de hacer ayuno, no cuesta nada consultar con un médico.

### ¿Cómo hago el ayuno?

—Vale, estoy preparado. Es mi propósito de año nuevo. ¿Cómo empiezo?

Lo primero que hay que saber antes de hacer ayuno es que, si no estamos acostumbrados, cuesta un poco iniciarlo. Como dice el refrán, «comer y rascar, todo es empezar», y es verdad. Nuestros intestinos están siempre listos para digerir lo que le ofrezcamos. Si comemos 5 veces al día como hábito, el estímulo del hambre aparecerá otras tantas veces, y bajar de eso requiere fuerza de voluntad, aunque sea un par de días.

El ayuno es el recorrido contrario a corresponder el estímulo del hambre; consiste en desacostumbrar a nuestras tripas a recibir comida con tanta frecuencia. Y a nuestro oído, pues te rugirán las tripas en el peor momento posible.

Una vez mentalizados sobre la supervivencia de nuestras mitocondrias, tenemos tres esquemas para elegir:

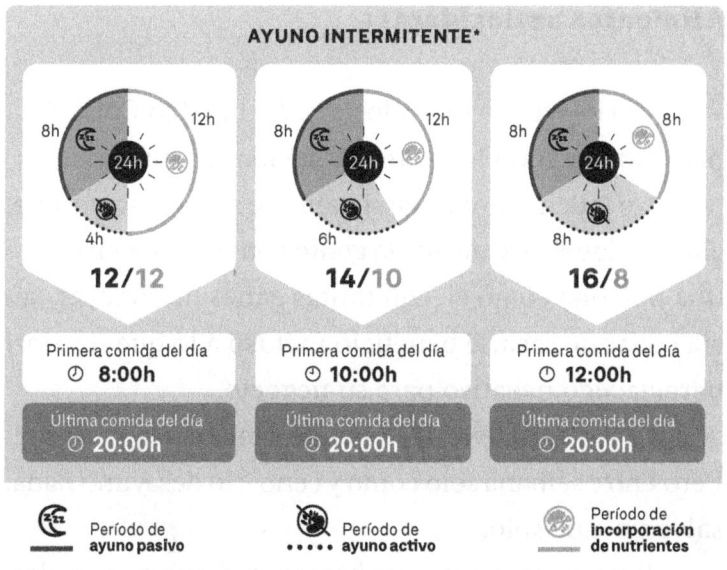

\* Los horarios son orientativos, lo importante es la distancia entre las comidas.

Entre ellas se puede elegir la que mejor se adapte a nuestro día a día, pues, hasta la fecha, no se ha demostrado ningún beneficio de una sobre otra.

Por cierto, durante los periodos de ayuno no todo está prohibido. De hecho, es importante mantener cierta hidratación. Para ello podemos elegir entre las diferentes bebidas permitidas, que son aquellas que no contienen calorías: infusiones, cafés y agua. Todo ello sin azúcar ni leche.

## Alimentos antioxidantes

—¿En serio ayunas todos los días? —me dijo Cobo, sorprendido cuando le conté de qué iba el ayuno.

Tuve muchas dudas de si hablarle sobre esto porque, claro, Miguel vive de que la gente coma, pero pensé que una persona como él, con tantas ganas de conocer, sería capaz de sacarle beneficio incluso a lo que *a priori* parecía algo negativo para su negocio.

—Sí, todos. Bueno, los fines de semana no, la verdad. Pero entre semana solo como y ceno. No desayuno nada, salvo un café solo.

—Pues yo desayuno una barbaridad: frutas, cereales, café… Aunque, ahora que lo dices, casi nunca ceno nada. ¿Eso vale?

Calculamos las horas que pasaba sin comer, y casi siempre cumplía la regla de las 16 horas sin probar nada. Llegaba tan agotado a casa que no podía ni comer; es dura la vida de un chef, la verdad.

Además, el efecto del ayuno ha demostrado beneficios cuando sobrepasamos los cuatro días al mes; es decir, si no somos capaces de hacerlo a diario, no debemos desesperarnos, también aporta salud reducir la frecuencia.

—Oye, chef, no sé si te has dado cuenta, pero además de hacer ayuno, haces un desayuno rico en antioxidantes.

—Dime ejemplos de alimentos y te monto un plato en un segundo.

—Te paso una tabla con los antioxidantes más conocidos. ¡Por cierto! Lo más antioxidante que existe es dejar de fumar, reducir al máximo el consumo de alcohol y hacer ejercicio.

| | |
|---|---|
| Carotenoides | Frutas y hortalizas amarillas, naranjas o rojas (tomate, pimiento, zanahoria, calabaza) |
| Vitamina E | Almendras, aceite de girasol y huevos |
| Vitamina C | Cítricos, frutos rojos (fresas, frambuesas, arándanos), tomates, pimientos, ajo |
| Polifenoles | Frutas moradas (uvas, moras, cerezas), hortalizas como las alcachofas o las espinacas; el cacao y el té |

Y solo con eso, Miguel Cobo me dio su receta secreta de ajoblanco de almendras con uvas. Uno de los platos estrella de Cobo Estratos.

---

**Ajoblanco de Cobo Tradición** (2 personas)

---

*Ingredientes*

- 100 g de almendra blanca • 250 ml de agua • 200 ml de aceite de girasol • 1 rebanada de pan • Medio ajo sin germen • Sal al gusto • Vinagre de vino al gusto

Añadimos en un cuenco la almendra blanca (sin piel), el agua, el aceite de girasol, la rebanada de pan, el ajo sin germen, al punto de sal y vinagre y lo dejamos unas horas para que macere la almendra. Pasado ese tiempo, lo trituramos y lo colamos. En el momento de servir, laminamos unas uvas que ponemos por encima.

---

—Esto lo hago en casa, ¿eh? —le digo al chef.

—Claro que lo haces, y la receta que te voy a decir ahora, lo flipas. Vas a comerte un brócoli, pero de otro planeta. No es muy de ayuno, pero tiene mucha carga antioxidante.

—Pero...

—¡Escucha! —cuando empieza, no hay quien lo pare.

**Brócoli con bechamel de espinacas y *mozzarella***

(2 personas)

*Ingredientes*

- 1 brócoli • 100 g de espinacas • 100 g de queso *mozzarella* rallado • 1 ajo • 90 g de mantequilla • 90 g de harina • 1 l de leche
- 1 yema de huevo

Troceas y cueces el brócoli durante 5 minutos. Laminas el ajo, lo sofríes y salteas las espinacas troceadas. Por otro lado, añades la mantequilla, doras la harina y, sobre eso, añades un litro de leche hasta que coja la textura de bechamel. Cuando esté hecha, pones al punto de sal y pimienta e incorporas las espinacas al ajillo y un puñadito de queso, y al final le pones una yema de huevo. Varillas todo y se lo echas al brócoli por encima y al horno 8 minutos a 200 °C. ¡Flipas!

## Efectos beneficiosos del ayuno

Ha costado muchos años que la comunidad científica aceptara el ayuno como parte del arsenal terapéutico. No fue hasta 2019 cuando la prestigiosa revista *The New England Journal of Medicine*[12] publicó una revisión en la que enunciaba su posible repercusión sobre la salud.

En concreto, los beneficios de un ayuno controlado incluyen la regulación del metabolismo del azúcar y un mejor control de la diabetes mellitus, una reducción del riesgo de padecer eventos cardiovasculares, efectos anticancerígenos, retraso en la progresión de enfermedades neurodegenerativas como el Alzheimer o el Parkinson o disminución de los episodios de asma. A pesar de estos beneficios, algunos de ellos basados en modelos animales, la prescripción de ayuno en las consultas médicas es muy limitado; además, el cumplimiento del mismo exige fuerza de voluntad hasta que el organismo y sus estímulos se adapten a los nuevos hábitos, y esto puede generar irritabilidad o disminución de la capacidad para la concentración.

—¿Y en el riñón?

—Pues, como siempre ocurre, incluso los científicos se olvidan de la Nefrología y hay muy poca evidencia publicada sobre sus efectos. ¿Sabes de dónde sacamos información sobre esto?

—Sorpréndeme, doc.

—¡Del Ramadán! Como sabes, en los periodos de ayuno religioso, muchas veces se descuida el consumo de agua, lo que puede dañar el riñón por deshidratación. Sin embargo, algunos trabajos han demostrado beneficios sobre la función renal siempre que se mantenga el hábito de la ingesta hídrica.

# Epílogo

---

# ¿Se pueden comer riñones?

ACTUALMENTE, EL CONSUMO DE CASQUERÍA está en descenso, aunque nunca dejará de ser el terruño, ese tipo de alimento que, pese a su complejidad, ha sobrevivido a las modas culinarias.

—¿El terruño, chef?

—Sí, doctor. La memoria gustativa y olfativa que te teletransporta a las situaciones vividas. En el año 1992, mi padre tenía un barco, El Berrinche. Yo tenía diez años y muchas veces dormía ahí. Tiempo después, en 2015, me traen un día hinojo marino. Lo escabechamos, me lo meto en la boca y, ¡bum!, El Berrinche, el puto Berrinche. Pues la casquería tiene esa peculiaridad.

—¿Solo la casquería?

—¡Qué va! Cualquier cosa. He tenido clientes en mi restaurante que cuando han probado la merluza se han echado a llorar. Al empezar a comer, rememoraron compartir ese plato con sus padres fallecidos.

El consumo de vísceras data de hace miles de años, pero no siempre ha tenido el mismo sentido, su uso como elemento culinario ha presentado importantes altibajos. En la prehistoria y durante 2,5 millones de años, los pobladores de la Tierra vivían de la recolección y la caza. Tras un inicio de alimentación basada en animales invertebrados, los homínidos, en la base de la cadena trófica, precisaban de una alimentación más calórica que los protegiera y fortaleciera, potenciándose el consumo de vísceras.

En el Imperio romano, la casquería pasó a considerarse un bien preciado y, por ejemplo, las carrilleras eran un alimento de lujo. En las épocas de guerras, la necesidad de aprovechamiento aumentó el consumo de vísceras. Y en la actualidad es difícil encontrar un menú de alta cocina que prescinda de algún elemento de casquería, ya sea músculo (corazón, lengua o rabo) o víscera (riñones, hígado y hasta pulmones).

Hoy en día podemos comer prácticamente cualquier órgano o tejido de la vaca y el cerdo, aunque existen diversas técnicas para su elaboración, tales como el paté de hígado, los entresijos a la brasa o la lengua escabechada. Algunos osados comensales se atreven a probar hasta los ojos de los pescados o de la vaca. Y a lo largo del mundo no hay prácticamente ningún animal que se salve de los fogones: mono, cocodrilo, león o cualquier tipo de insecto. Solo la cultura y la predisposición marcan el límite de lo que se debe o no comer.

—

## El vítreo (cámara acuosa dentro del ojo) del pescado sabe a caviar

—

Los refinados restaurantes han aprendido a utilizar casquería (oreja, rabo, tendones...) como base para sus caldos, consiguiendo que estos alcancen la textura fibrosa o untuosa que acerca al sabor *umami*, pero sin aditivos. Por cierto, si se va a utilizar, hay que desangrar la víscera antes de cocinarla; para ello, lo más sencillo es lavarla con clavo y vinagre.

Como la casquería tiene una mala fama que predispone al rechazo y presenta una textura complicada, un truco al que recurren algunos chefs, como Miguel, es al trampantojo: el cliente solo sabe lo que ha comido cuando la digestión es irreversible.

Adentrándonos en el mundo de los riñones, haciendo mínimo el abismo entre la Nefrología y la Necrología, los que se consumen con más asiduidad son los de cerdo, ternera y lechazo, aunque los dos primeros prácticamente se regalan en las carnicerías ya que no gozan de popularidad. De hecho, igual los riñones de cerdo pasan de ser un alimento a un tratamiento ya que hace unos días se ha publicado una de las primeras experiencias de un trasplante de riñón de cerdo modificado genéticamente a un humano, y los resultados son más que prometedores.[13] En cualquier caso, los riñones están compuestos fundamentalmente de proteínas, grasas y algunas vitaminas. No tienen ninguna limitación para su consumo e incluso pueden ser antioxidantes.

Escucho atento las explicaciones de Miguel y mientras las transcribo, reflexiono cómo yo, un nefrólogo, podría comer riñones. Supongo que degustar no es solo masticar y tragar, sino que precisa de todos los sentidos; y, claro, también de la cabeza. Así que, si soy capaz de pensar que los riñones están ricos y son saludables, puedo intentar probarlos.

**Riñones al Jerez, un final feliz** (2 personas)

*Ingredientes*

 • 500 g de riñones de lechal • 2 dientes de ajo • 90 ml de aceite de oliva • 150 g de chalota morada • 5 granos de pimienta negra

• 2 hojas de laurel • 1 cayena • 60 ml de vinagre de Jerez • 100 ml de coñac • 150 ml de vino blanco (fino/oloroso/manzanilla) • 500 ml de caldo de puchero • 2 cucharadas de harina • 5-10 g de perejil • Media rama de tomillo y romero

Sumergimos los riñones durante 2 horas en agua y vinagre (con una concentración del 10%) y, si es posible, unos hielos. En una cazuela, vertemos el aceite y lo calentamos con intensidad. Doramos los riñones, que previamente habíamos partido en dos mitades. Los reservamos y en ese mismo aceite metemos dos dientes de ajo cortados en juliana, la chalota, la pimienta, el laurel y la cayena. Rehogamos todo y bajamos el aceite permitiendo que poche lentamente. Cuando esté listo, volvemos a subir el fuego y vertemos el coñac, dejamos que flambee y añadimos el vinagre y el vino oloroso hasta que reduzca. En ese momento añadimos dos cucharadas de harina y rehogamos durante 3 minutos. Pasado ese tiempo, añadimos el perejil y el tomillo, lo cubrimos con el consomé y lo dejamos hervir durante 5 minutos. Finalmente, añadimos los riñones y dejamos unos minutos que reduzca hasta que queden guisados.

Y así tendríamos la última receta para la última página de este libro en el que tanto Miguel Cobo como yo, Borja Quiroga, hemos intentado acercar la salud renal, la cocina y la evolución a todos los lectores, con el objetivo de concienciar de que sin una buena alimentación somos papeletas de una tómbola, la de la enfermedad y la muerte; pero que con algunas nociones sobre los ingredientes de los platos y las técnicas de cocina, muchas de ellas ancestrales, nos podemos acercar sigilosamente a la eterna juventud, al cese del envejecimiento que solo un órgano sagrado como el riñón puede conseguir.

# Una semana comiendo bien con Cobo

PARA FINALIZAR, PROPONEMOS UN MENÚ SEMANAL en el que el consumo de cada plato es opcional y dependiente de los hábitos alimentarios y de ejercicio físico de la persona. En caso de ayuno, los alimentos propuestos se pueden juntar en las comidas que la persona realiza cada día.

## Menú semanal

| LUNES | |
|---|---|
| **DESAYUNO** | Café/Té/Cacao (sin azúcar) <br> Tostada de pavo |
| **COMIDA** | Sopa fría de miso sobre pepino y manzana (pág. 47) <br> Albóndigas especiales (págs. 177-178) |
| **MERIENDA** | Manzana |
| **CENA** | Ajoblanco de Cobo Tradición (pág. 204) |

### MARTES

| | |
|---|---|
| **DESAYUNO** | Café/Té/Cacao (sin azúcar)<br>Yogur natural con cereales |
| **COMIDA** | Arroz con verduras (págs. 143-144) |
| **MERIENDA** | Fresas |
| **CENA** | Rape del Cantábrico en salsa verde (págs. 125-126) |

### MIÉRCOLES

| | |
|---|---|
| **DESAYUNO** | Café/Té/Cacao (sin azúcar)<br>Macedonia o compota de frutas |
| **COMIDA** | Carne guisada (pág. 179) |
| **MERIENDA** | Piña |
| **CENA** | Calamares en su tinta (pág. 180) |

### JUEVES

| | |
|---|---|
| **DESAYUNO** | Café/Té/Cacao (sin azúcar)<br>Tostada con aguacate/salmón |
| **COMIDA** | Alubias blancas a la marinera con berberechos (págs. 192-193) |
| **MERIENDA** | Melocotón |
| **CENA** | Conejo (págs. 160-161) |

## VIERNES

| | |
|---|---|
| **DESAYUNO** | Café/Té/Cacao (sin azúcar)<br>Yogur natural con fruta troceada |
| **COMIDA** | Brócoli con bechamel de espinacas y *mozzarella* (pág. 205) |
| **MERIENDA** | Tarta banoffee (pág. 107) |
| **CENA** | Morcillas con huevos fritos/poché (págs. 194-195) |

## SÁBADO

| | |
|---|---|
| **DESAYUNO** | Café/Té/Cacao (sin azúcar)<br>Tostada con aceite de oliva |
| **COMIDA** | Menestra de verduras en *velouté* al azafrán (págs. 109-110) |
| **MERIENDA** | Uvas |
| **CENA** | Riñones al Jerez (pág. 211) |

## DOMINGO

| | |
|---|---|
| **DESAYUNO** | Café/Té/Cacao (sin azúcar) |
| **COMIDA** | Caldo de puchero versión *dashi* japonés con fideos (págs. 156-157) |
| **MERIENDA** | *Pastisset* de calabaza (págs. 112-113) |
| **CENA** | Salmón marinado al café con dos aguacates laminados, rúcula, aceite y sal (pág. 58) |

## RECOMENDACIONES GENERALES

- **Condimentos:** usar libremente lima o limón, aceite, mostaza, vinagre, menta, hierbabuena, perejil.

- **Verduras y hortalizas:** como plato principal entre 2 y 3 veces a la semana. Puede usarse como complemento para cualquier plato.

- **Pescados:** entre 2 y 3 raciones a la semana.

- **Carnes:** porciones de 100 g como máximo al día.

- **Frutas:** se pueden alternar por otras de temporada y mezclar las de colores similares.

# Agradecimientos

*Por mis riñones que hoy como bien* ha sido posible gracias a mucha gente a la que queremos nombrar expresamente. En primer lugar, gracias a Patri, que, haciendo honor de sus orígenes burgaleses, tuvo la genial idea de que fuera Cobo quien participara en este libro. Gracias a Emilio y Marta, mis padres, por haberme dado todas las oportunidades en la vida para elegir libremente a lo que me quería dedicar.

A Mani, por ayudarme a recuperar algo que no sabía que llevaba dentro; por ser mi *partner in crime*.

Gracias a la Fundación Atapuerca y al Museo de la Evolución, que siempre nos han abierto sus puertas, y en concreto Juan Carlos Díez Fernández-Lomana y Eudald Carbonell por haber enriquecido nuestro texto y nuestras mentes con su excelso conocimiento sobre la evolución.

Finalmente, gracias a Burgos por habernos dejado investigar sobre su historia y permitir que la conjunción de la medicina, la cocina y la evolución tengan sentido.

# Notas

## 1. Los riñones y la inmortalidad

1  Go, A.S., Chertow, G.M., Fan, D., McCulloch, C.E., Hsu, C.Y. «Chronic kidney disease and the risks of death, cardiovascular events, and hospitalization». N Engl J Med. 2004 Sep 23;351(13): 1296-305. doi: 10.1056/NEJMoa041031. Erratum in: N Engl J Med. 2008;18(4):4.

2  Kuro-o, M., Matsumura, Y., Aizawa, H., Kawaguchi, H., Suga, T., Utsugi, T., et al. «Mutation of the mouse klotho gene leads to a syndrome resembling ageing». Nature. 1997;390(6655):45-51.

3  Jepson, R.G., Craig, J.C. «A systematic review of the evidence for cranberries and blueberries in UTI prevention». Mol Nutr Food Res. 2007 Jun;51(6):738-45. doi: 10.1002/mnfr.200600275. PMID: 17492798.

## 2. El agua y otras bebidas

4  GBD 2016 Alcohol and Drug Use Collaborators. «The global burden of disease attributable to alcohol and drug use in 195 countries and territories, 1990-2016: a systematic analysis for the Global Burden of Disease Study 2016». Lancet Psychiatry. 2018 Dec; 5(12):987-1012. doi: 10.1016/S2215-0366(18)30337-7. Epub 2018 Nov 1. Erratum in: Lancet Psychiatry. 2019 Jan;6(1):e2. PMID: 30392731; PMCID: PMC6251968.

## 3. La presión arterial

5   Mancia, G., Kreutz, R., Brunström, M., Burnier, M., Grassi, G., Januszewicz, A., *et al.* «2023 ESH Guidelines for the management of arterial hypertension The Task Force for the management of arterial hypertension of the European Society of Hypertension: Endorsed by the International Society of Hypertension (ISH) and the European Renal Association (ERA)». J Hypertens. 2023;41:1874-2071.

6   Benjamim, C.J.R., Porto, A.A., Valenti, V.E., Sobrinho, A.C.D.S., Garner, D.M., Gualano, B., *et al.* «Nitrate Derived From Beetroot Juice Lowers Blood Pressure in Patients With Arterial Hypertension: A Systematic Review and Meta-Analysis». *Front Nutr.* 2022 Mar 15;9:823039. doi: 10.3389/fnut.2022.823039. PMID: 35369064; PMCID: PMC8965354.

## 4. Las piedras en el riñón, un problema de salud pública

7   Cummings, S.R., Rosen, C. «VITAL Findings - A Decisive Verdict on Vitamin D Supplementation». N Engl J Med. 2022 Jul 28;387(4):368-70. doi: 10.1056/NEJMe2205993. PMID: 35939583.

## 5. El ácido úrico y su importancia en el mundo contemporáneo

8   Ordi, J., Alonso, P.L., de Zulueta, J., Esteban, J., Velasco, M., Mas, E., *et al.* «The severe gout of Holy Roman Emperor Charles V». N Engl J Med. 2006; 355(5):516-520. doi:10.1056/NEJMon060780.

## 6. El potasio y su relevancia en el corazón

9   Organización Nacional de Trasplantes. *Actividad de donación y trasplante España 2022.* Ministerio de Sanidad. https://

www.ont.es/wp-content/uploads/2023/06/DONACION-Y-TRAS
PLANTE-GENERAL-2022.pdf

## 9. El hierro y la anemia

10  Winearls, C.G., Oliver, D.O., Pippard, M.J., Reid, C., Dow-
ning, M.R., Cotes, P.M. «Effect of human erythropoietin derived
from recombinant DNA on the anaemia of patients maintained by
chronic haemodialysis». *Lancet.* 1986 Nov 22;2(8517):1175-8. doi:
10.1016/s0140-6736(86)92192-6. PMID: 2877323.

11  YouTube. «1-21 Anemia. Borja Quiroga y José Portolés». *Aula
Clinic.* Disponible en: <https://www.youtube.com/watch?app=desk
top&v=2nCZP1hhOvO>

## 10. El ayuno: ventajas e inconvenientes

12  de Cabo, R., Mattson, M.P. «Effects of Intermittent Fasting
on Health, Aging, and Disease». N Engl J Med. 2019 Dec 26;381(26):
2541-51. doi: 10.1056/NEJMra1905136.

## Epílogo. ¿Se pueden comer riñones?

13  Chase, B. «World's Frist Genetically-Edited Pig Kidney
Transplant into Living Recipient Performed at Massachusetts General Hospital». Massachusetts General Hospital (21 de marzo de
2024) Disponible en: <https://www.massgeneral.org/news/press-
release/worlds-first-genetically-edited-pig-kidney-transplant-into-
living-recipient>

Esta edición se ha compuesto con tipografías de la familia
Blacker Pro Text, una armoniosa revisitación de estilo clásico,
diseñada por Cosimo Pancini y Andrea Tartarelli.

Impreso en los talleres gráficos de QPprint,
Molins de Rei, Barcelona, abril de 2025.